JN051017

人体 vs ウイルス

human body

virus

驚異の 免疫ネットワーク

NHKスペシャル「人体」取材班／坂元志歩

医学書院

| NHKスペシャル |
| 人体 vs ウイルス　―驚異の免疫ネットワーク |

発　　行　2022年9月1日　第1版第1刷

著　　者　NHKスペシャル「人体」取材班・坂元志歩

発行者　株式会社　医学書院
　　　　　代表取締役　金原　俊
　　　　　〒113-8719　東京都文京区本郷1-28-23
　　　　　電話　03-3817-5600(社内案内)

印刷・製本　三美印刷

ISBN978-4-260-04962-7

はじめに

　生命誕生から40億年、幾度となく繰り返されてきたウイルスとの戦い。今、私たちはその最前線をリアルタイムで目撃しています。言うまでもなく2019年末に始まった新型コロナウイルスとの戦いです。目に見えない小さなウイルスが、無数の尊い命を奪い、私たちの暮らしを一変させ、社会と経済を混乱に陥れました。この文章を執筆している2022年7月現在、ジョンズ・ホプキンス大学の集計によれば世界の感染者数は5億5,000万人超、死者数は630万人にのぼります。まさに未曾有の規模となったパンデミック。一時期は、感染対策の徹底やワクチン接種のおかげで感染者数が減少し、終息の兆しが見えたかに思えました。しかし今、感染力を増したオミクロン株BA.5系統への置き換わりによって、再び世界的な増加に転じています。すでに日本も第7波に突入した可能性が指摘されています。新型コロナウイルスとは、本当に、本当に、厄介な敵であることを思い知らされます。

　ですが、私たち人類もやられっぱなしだったわけではありません。この2年余り、めざましい進歩を遂げたのが新型コロナウイルスをめぐる科学です。遺伝学やウイルス学、免疫学などを中心に、かつてないスピードで研究が進められました。本来、学術研究は激しい競争の世界です。しかし、この未曾有の危機を前に、科学者たちは互いに協力することを選択しました。インターネット上にはウイルスのゲノム情報を共有するしくみがつくられ、ほぼリアルタイムでウイルスの拡散や変異の追跡が可能になりました。それと同時に、まだ査読を受けていない研究結果やデータが、Twitterなどのソーシャルメディアや、bioRxivやmedRxivをはじめとするプレプリント・サーバーで次々と共有されていきました。リアルでのコミュニケーションが感染対策のために途絶する中、オンライン上で展開した地球規模の情報共有とディスカッションを通じて、"未知のウイルス"とよばれた新型コロナウイルスの正体が少しずつ解き明かされていったのです。

　NHKスペシャル『タモリ×山中伸弥　人体vsウイルス〜驚異の免疫ネットワーク〜』の企画が立ち上がったのは、まさに膨大な研究論文が公開されはじめた2020年4月のことでした。すでに、論文数は5万報に到達。そうした成果の中から、病気のメカニズムや治療の手立てが見つかりはじめた時期でした。ところが、現実の社会ではこのウイルスをめぐる混乱が加速しはじめていました。目に見えないウイルスが無症状の感染者によって拡散していく恐怖。加えて、不確かな情報やフェイクニュースによるインフォデミックの問題も顕在化。死者・感染者数の増加がニュースで伝えられるたびに、漠然とした不安感が高まっていく状況がありました。

　こうした状況を打破し、パンデミックの中にあっても、健やかに生きていくために公共メディアとして何ができるのか。私たちが挑んだのが、「新型コロナウイルスvs免疫細胞」の"徹底的な可視化"です。新型コロナウイルスはどのように人体に侵入し、感染を果たすのか。一方、私たちの人体に2兆個も存在するとされる多種多様な免疫細胞たちが、どのようにウイルスを検知し、連携し、撃退していくのか。貴重な顕微鏡映像と、精緻なコンピューター・グラフィックスによって、誰も見たことのないミクロの世界の戦いを映像化しました。最新科学が明らかにした私たち自身の「免疫」と「新型コロナウイルス」の激しい攻防の実態、そして免疫力の本質を深く知ることが、目に見

えないウイルスへの過剰な不安を払拭し、正しく怖れるための手助けになると考えたからです。

　そして、番組のスタジオにはタモリさんとノーベル医学・生理学賞を受賞した研究者の山中伸弥さんを司会に迎え、お二人の豊富な知識とユーモアあふれる解説を交えながら、新型コロナウイルスの科学の最前線をお伝えしていきました。ありがたいことに、番組は総合視聴率15%超を記録するなど、大きな反響を得ることができました。視聴者からは、新型コロナウイルスの脅威性を深く理解できただけでなく、私たちの人体に免疫ネットワークともよべる素晴らしいしくみが備わっていること、科学の進展により治療薬・抗体薬などの戦う手立てが見つかりはじめていることに希望がもてた、といった声を数多くいただくことができました。

　『人体vsウイルス』の番組放送から2年余りが経ちました。その間に、次々と新たな変異ウイルスが登場した一方で、ノーベル賞級の成果とも言われるmRNAワクチンが実用化されるなど、新型コロナウイルスの科学はますます大きな進展を見せています。そこで本書では、番組のリサーチャーを務めたサイエンスライターの坂元志歩さんが、最新の論文を読み込み、独自に取材した内容をたっぷりと盛り込んでいます。

　chapter 1ではパンデミックを長期化させているウイルスの変異についてくわしく解説しています。そもそも新型コロナウイルスを含むRNAウイルスはなぜ変異を起こしやすいのか。そして、変異によってもたらされるウイルスのタンパク質の変化が、なぜ感染力の増大につながるのかを見ていきます。まるで精密なナノマシンのようなウイルスの姿にきっと驚かれることでしょう。

　chapter 7ではかつてないスピードで進んだmRNAワクチンがいかに革命的なものだったのか。その源流となる遺伝子治療の歴史にさかのぼりながら、驚くほどの有効性を示した新型コロナウイルスワクチンの秘密に迫っていきます。

　そして、最後のchapter 8では「ウイルスとともに生きる」というテーマで、生命とウイルスの分かちがたい関係を、進化の視点でひもといていきます。中でも興味深いのが、ウイルスとの戦いに欠かせない獲得免疫が、そもそもウイルス由来の遺伝子によってもたらされたという仮説です。生命40億年の中で、幾度となくくり返されてきたウイルスと生命の戦いがあったからこそ、今の私たちがあることを最新研究が教えてくれています。

　「人体vsウイルス」その長い歴史の賜として、私たちの体に備わった神秘的な免疫ネットワークの力を、この先どう活かしていくのか。そこに、この困難な時代を乗り越えていくヒントがあると信じています。

NHKメディア総局 プロジェクトセンター

佐藤 匠

はじめに

目 次

introduction

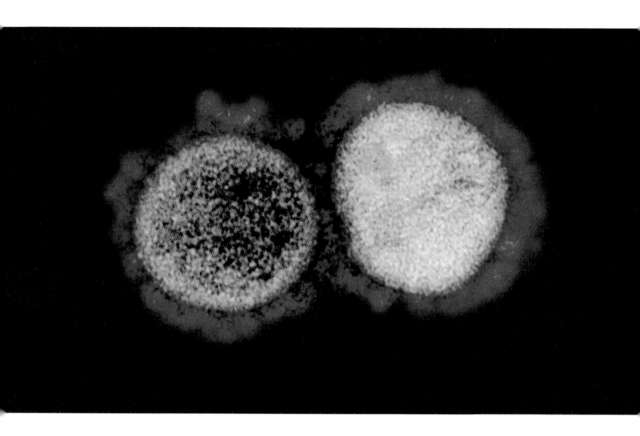

新たな
感染症の始まり

2019 年末、中国・武漢市で相次いで報告された原因不明の重症肺炎。
多くの人びとは危機感を抱けぬまま、
瞬く間に世界は未知のウイルスに飲み込まれていった。

新型コロナウイルスはどのように出現したのか。
限られた情報の中で、世界はどのようにこのウイルスに対処し、
さま変わりしていったのか。

写真：顕微鏡で撮影された新型コロナウイルス。
（提供：NIAID）

未知のウイルス

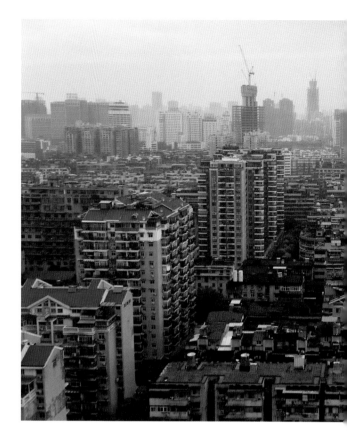

　2019年12月中旬のことだった。中国湖北省東部、人口1,000万人超の巨大都市、武漢——。その武漢市の複数の保健施設で、原因不明の重症肺炎の発生が相次いで報告された。患者たちには高熱や咳などの症状があり、胸部X線画像の所見からウイルス性肺炎が疑われたが、肝心の原因ウイルスは不明だった。12月27日には武漢市江漢区の疾病予防管理センター(CDC: Centers for Disease Control and Prevention)が通報を受け、さらに12月29日には武漢市と湖北省のCDCにも通報が続いた。12月31日にはついに世界保健機関(WHO: World Health Organization)の中国オフィスで、原因不明のウイルス性肺炎患者27例について報告がなされるに至った[1]。

　翌日2020年1月1日には、発生源とみられていた江漢区の武漢華南海鮮卸売市場が閉鎖された。初期に報告された肺炎患者の多くがこの市場に出入りしていた。市場には野生動物の肉を取引している区画があったため、未知のウイルスを保有していた動物の血液などからヒトへの感染が起きたのではないかと推察された。

　それから2週間も経たない1月10日には、このウイルスの正体に迫る重要な情報が中国の研究者によって発表された。患者の肺から採取されたサンプルの分析から、ウイルスの大まかな遺伝情報・ゲノム配列が判明。重症肺炎の原因ウイルスが、それまで報告されたことのない新型のコロナウイルスであることが明らかになった。さらにその2日後にはほぼ完全なゲノム配列が、インフルエンザウイルスの情報共有のためにつくられた「GISAID」というウェブサイト上で公開され、世界中の科学者たちに共有された。この早期の情報共有は、その後のワクチンや治療薬の迅速な開発において非常に大きな意味をもつことになる。

　ゲノム情報の分析からは、この新型コロナウイルスの起源に関する大きな手がかりも見つかった。新型コロナウイルスとゲノム情報が90%以上も一致するウイルスが、中国南部からラオスにかけての山岳地帯に生息するコウモリから複数見つかっていたことがわかったのだ。これは新型コロナウイルスの自然宿主がこれらの地域に生息するコウモリである可能性が高いことを示している。中でも注目を集めたのは、2013年に中国雲南省のナカキクガシラコウモリから発見された「RaTG13」と名づけ

1: ただし、最も初期の新型コロナウイルス感染症患者は、少なくとも12月11日に発症した人物であるとも考えられている。(Michael Worobey: Dissecting the early COVID-19 cases in Wuhan. Science 374(6572): 1202-1204. 2021)

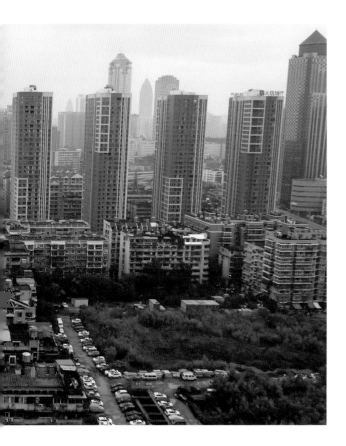

中国湖北省の東部に位置する武漢市。人口1,000万人以上を抱える巨大都市だ。

はないという。ウイルスはゲノムが変化しやすく進化速度が速いので一概には比べられないが、ヒトとチンパンジーのゲノム配列の違いが1.2～3.9%ほどと言われていることを考慮すれば、同じコロナウイルスといえども相当異なっているということがわかる。2021年9月には、さらにラオスのコウモリから「BANAL-52」というゲノム情報が96.8%一致するコロナウイルスも発見された。

　その一方で、武漢市でウイルスの発生源とされた海鮮市場では野生のコウモリの取引が行われていなかったこともその後の調査から明らかになっており、コウモリとヒトの間にウイルスを媒介する別の動物（中間宿主）がいた可能性も指摘されている。今後の調査によって、自然界のコウモリや中国国内で取引されている野生動物などからより近縁のウイルスが見つかれば、謎に包まれた新型コロナウイルスの発生源や、いつ・どのようにしてヒトへの感染を広げていったのかが明らかになっていくかもしれない。

られたウイルスだった。RaTG13は新型コロナウイルスと96.1%一致しており、その違いはわずか4%ほど。ただし京都大学医生物学研究所の朝長啓造教授によれば、ゲノム情報の4%という違いは共通の祖先ウイルスから数十年もの時間を経たものであり、RaTG13が変異を繰り返して新型コロナウイルスになったわけで

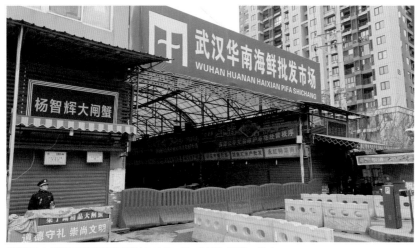

閉鎖された武漢華南海鮮卸売市場（2020年1月1日撮影／提供：Aflo）。

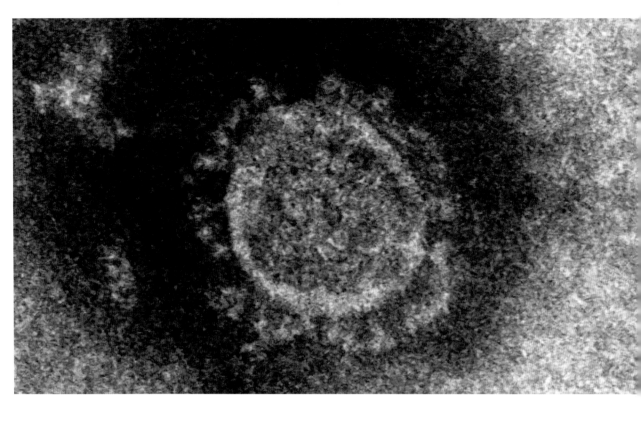

　これまで世界規模で流行したコロナウイルスとしては「重症急性呼吸器症候群（SARS: severe acute respiratory syndrome）」や「中東呼吸器症候群（MERS: Middle East respiratory syndrome）」が知られている。SARSは2002年から2003年にかけて29か国32地域で大流行し、全世界で8,000人を超える症例が報告された。2003年12月31日の統計によれば、774人が死亡している。MERSは2012年に初めて報告され、現在でも中東でくすぶり続けている。2022年2月までに確定診断を受けたのは2,585人。そのうち少なくとも890人が死亡している。SARSもMERSも感染すると早い段階で感染症状が現れるため、感染者の診断が早くついた。そのおかげでウイルスの封じ込めは潜伏期間の長い新型コロナウイルスに比べて容易だった。潜伏期間の短さ、またその期間の感染力が弱かったことなどが、SARSやMERSが世界を巻き込むようなパンデミック（世界的大流行）にまでは至らなかった要因の1つと考えられている。

　SARSやMERS以外にも、コロナウイルスの仲間がパンデミックを起こしたのではないかと疑われている例がある。1889年から1890年に「ロシア風邪」とよばれる感染症のパンデミックが発生し、全世界で100万人規模の死者が出た。これは長い間A型インフルエンザが原因と考えられてきたが、近年になってコロナウイルスだった可能性が指摘されている。現在では一般的な風邪の原因ウイルスの一種として知られている「OC43」というコロナウイルスがロシア風邪の原因とみられている。ヒトに感染するコロナウイルスで風邪の病原体となっているものがOC43のほかに3種類（「NL63」「229E」「HKU1」）知られている。明らかになっていないだけで、これらの風邪コロナウイルスも過去にパンデミックを引き起こしたウイルスなのかもしれない。

　このようにコロナウイルスは歴史的にも流行を繰り返してきたウイルスであるが、MERSのように重篤な症状を示すものの散発的な流行で収束するケースもあれば、風邪のように軽い症状だが長期間にわたって蔓延し続けるケースもあり、その流行のパターンはさまざまだ。この先、新型コロナウイルスはどのような

運命をたどっていくのだろうか。その行方を考える上でも、パンデミックがどのような経過をたどってきたのかを改めて振り返っていこう。

ヒトからヒトへの感染とパンデミックの始まり

　日本国内で初めて新型コロナウイルス感染症の患者が確認されたのは2020年1月15日のことだった。この頃、新型コロナウイルスのヒトからヒトへの感染は限定的なものであるとWHOは発表している。その後2年以上にわたり世界を苦しめる、ここまで大きなパンデミックになろうとは予想もされていなかった。

　その後もしばらくの間、日本で報告される感染者の多くは中国からの旅行者で占められていた。世界で見ても各国数人程度で、この段階では死者は報告されていなかった。世界でただ1か所、武漢市を除いては——。

　WHOがヒトからヒトへの感染を認めたのは1月21日だった。ただしこの時点でも「ヒトからヒトへの感染がどれだけ広がるかや、感染経路などの詳細についてはより多くの情報や分析が必要だ」としていた。ところが、1月23日に武漢市全体が封鎖されたというニュースが世界を駆け巡った。鉄道や飛行機などの交通機関はすべて停止し、市民たちは特別な事情がなければ武漢市から出ることが禁止された。テレビには、封鎖された武漢市の境界付近で白血病の娘を抱えた母親が市外への娘の脱出を懇願して泣き叫ぶ姿が映し出されていた。まるでパンデミックを描いたSF映画の一場面のようなその様子は、社会主義の中国ならではの強権的な処置であるかのように伝えられていた。エボラウイルスのように致死率が高い感染症であれば強い対策も理解できるが、果たしてこのウイルスに対してそこまでの処置が必要なのか。この時点では、世界のメディアも専門家も事態の深刻さを正しく認識できておらず、これほどのパンデミックを引き起こすウイルスだとは見なされていなかった。

　だが、今から振り返ってみれば、この都市封鎖は遅きに失していた。1月18日には東京の屋形船で行われた新年会で集団感染が起こっていたことがのちに確認されている。つまり、都市封鎖以前に武漢市から移動した人びとによって、すでに日本や世界に向けてウイルスの拡散は始まっていた。さらに間の悪いことに、都市封鎖が始まった翌24日からは、中国の旧正月を祝うために人びとが大移動する春節が始まった。この動きによってウイルスの拡散スピードが加速。1月末には中国の34省すべてで新型コロナウイルスの感染者が確認されている。もはやヒトからヒトへの感染が起きていることに疑いの余地はなかった。

　1月28日、日本でも初めてのヒトからヒトへの感染が確認された。武漢市からのツアー客を乗せた長距離バスの運転手が新型コロナウイルスに感染したことが明らかになったのだ。ツアー客の中に明らかな症状がある人はいなかったとされ、無症状者からの飛沫感染が疑われるが、当時はウイルスの感染力の強さや、無症状であってもウイルスが多く排出されていることなどまったくわかっておらず、感染経路が特定できないことに不安が広がっていった。

同日、日本政府も新型コロナウイルスを感染症法の「指定感染症」と、検疫法の「検疫感染症」に指定することを閣議決定。これにより都道府県知事が患者への入院を勧告したり、仕事を休むよう指示したりできるようになった。また、空港や港での検査や診察の指示に従わない場合は罰則を科すことができるようになった。これを機に、新型コロナウイルスはもはや対岸の火事ではなく、国を挙げて対策すべき新興感染症であるという認識が広がっていった。

1月30日、WHOは感染が中国以外でも拡大するおそれがあるとして「国際的に懸念される公衆衛生上の緊急事態（PHEIC: Public Health Emergency of International Concern）」として新型コロナウイルス感染症を指定した。世界各地でヒトからヒトへの感染が報告されはじめる中、国際的にも危機感が高まりはじめていた。

2月に入ると厚生労働省が海外旅行者に向けて発信している海外安全情報にも、世界各地での新型コロナウイルス感染症の情報が出されるようになり、旅行時の感染対策の徹底が呼びかけられるようになった。2月11日には国際ウイルス分類委員会が、新型コロナウイルスの名称を「SARS-CoV-2」と定め、WHOはこのウイルスが引き起こす感染症を「COVID-19」と名づけ[2]、国際的に対応すべきウイルスであるという認識が広がっていった。

しかし状況は悪化の一途をたどっていた。2月3日には乗客の感染が確認されたクルーズ船、ダイヤモンド・プリンセス号が横浜港に入港。船内では乗客乗員の健康状態の確認やウイルス検査などが行われ、検査で陰性だった人も

観察期間が終わるまで船内での待機を余儀なくされた。乗客の下船は19日から行われたが、帰宅後に感染が確認されたケースも相次いだ。乗員乗客3,711人を乗せたこのクルーズ船では結局、712人の感染が確認され、13人が死亡した。

韓国、イタリア、イラン……ウイルスは急速に世界へ広がっていった。中でもイタリアでは2月下旬から北部を中心に感染が急拡大。3月9日には感染者数が1日9,000人を超えるまでに膨れ上がった。イタリア政府は10日から全土で人の移動を制限し、外出を控えるよう求める異例の措置に踏み切った。緊急の際や健康上の理由、仕事や必要な場合を除いて外出を控えるよう求めるもので、屋外で人が集まることも禁じられた。そして3月11日、WHOのテドロス・アダノム・ゲブレイェソス事務局長は、世界で今後ますます感染者や死者が増えていくという見通しを示し、新型コロナウイルスは「パンデミックといえる」と正式に認めるに至った。

その後も、東京オリンピックの延期決定や史上初となる緊急事態宣言の発出など、新型コロナウイルスが日本社会へ与える影響は膨れ上がっていった。そうした中で新たな問題として浮上したのが誤情報や流言飛語、フェイクなどの氾濫「インフォデミック」だ。たとえば「トイレットペーパーが不足する」「お湯を飲むと新型コロナが治る」「ワクチンを打つと不妊になる」などのデマがSNSを通じて拡散。社会の混乱や分断を招く要因となった。

不確かな情報に踊らされず、新型コロナウイルスを正しく恐れ、正しく行動していくための指針となる科学番組をつくれないか。2020年7

2: なお、本書では専門でない人にもわかりやすいよう、SARS-CoV-2を「新型コロナウイルス」、COVID-19を「新型コロナウイルス感染症」として表記する。

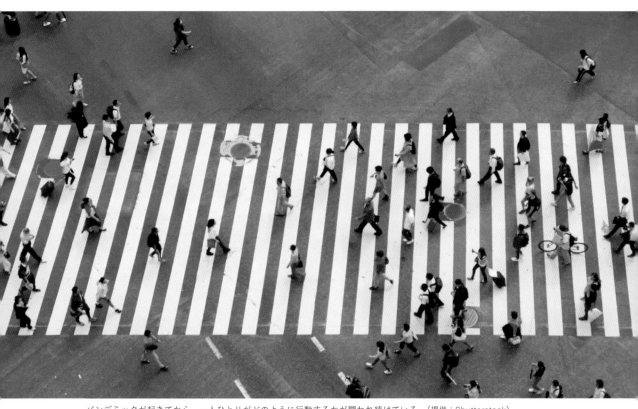

パンデミックが起きてから、一人ひとりがどのように行動するかが問われ続けている。（提供：Shutterstock）

月4日に初回放送された『NHK スペシャル 人体 vs ウイルス〜驚異の免疫ネットワーク〜』は、そのような思いから企画された番組だ。武漢市でのウイルス発生から半年余り、世界の科学者たちが急ピッチで新型コロナウイルスの特性の解明を進めた結果、このウイルスがどのような性質をもつのか、重症化のメカニズムや治療戦略の立て方などがようやく見えはじめていたタイミングだった。

この番組の最大のテーマは副題にもなっている"免疫ネットワーク"だ。新型コロナウイルスに感染したときに、人体に備わった免疫のしくみがウイルスとどう対峙し、私たちの健康を守ってくれるのか。免疫学や生物学の知識がなくてもわかるようにコンピュータグラフィックス（CG）や電子顕微鏡映像を使った丁寧な解説を試みた。日々更新されていく新しい情報に溺れそうになるときだからこそ、基礎に立ち返って、人体とウイルスの関係を根本から知っておくことが、このパンデミックを乗り越えるため

の羅針盤になると考えたからだ。

本書では番組で紹介した内容よりもさらに一歩踏み込んで免疫とウイルスの関係についてくわしく解説している。病気から体を守ってくれる免疫はじつに巧妙につくられており、免疫細胞の種類やそれらが放出するサイトカインといった物質が多く登場する。その分専門用語が多くなるが、本書ではそうした用語もあえて取り入れた。インターネットを使って情報を探すときにも、専門用語とセットで検索すると、より正確な情報にアクセスしやすい。パンデミックが始まってから、科学的根拠が不明な情報に翻弄される人たちも生まれ、それが分断のもとにもなった。科学を伝える仕事に関わる身としては、厳しい現実に苦しんだ。新型コロナウイルスに関する科学情報は日々更新され続けており、本書だけですべてを網羅することは難しいが、以降で解説していく内容やキーワードが、確かな情報を改めて確認するための手がかりになればと考えている。

chapter 1

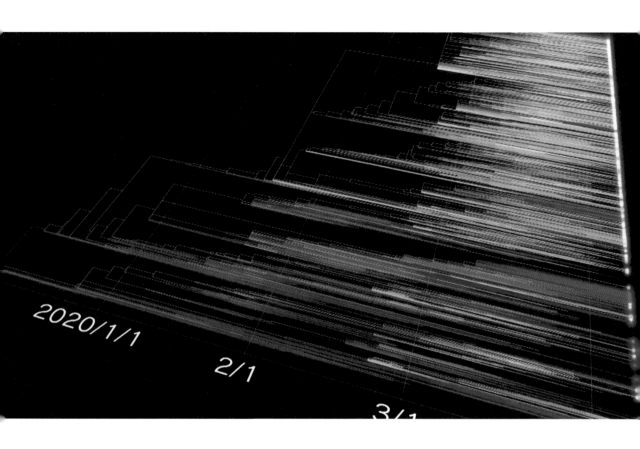

ウイルスと変異

ヒトは社会的な動物であり、密集することを好む生きものだ。

他者とつながり合いたい──

その思いをあざ笑うかのように、ウイルスは人間が密になる場所で増殖し、
新たな性質を手にしていった。
感染拡大に乗じてウイルスはどのように変異し、
猛威を振るっていったのか。

画像：2019 年 12 月に発見された新型コロナウイルスの
従来株から、多くの変異株が生まれている。
（データ提供：Nextstrain.org）

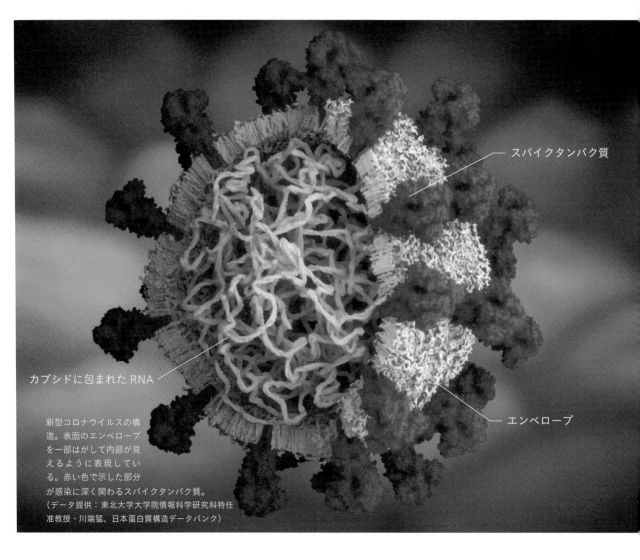

スパイクタンパク質

カプシドに包まれた RNA

エンベロープ

新型コロナウイルスの構造。表面のエンベロープを一部はがして内部が見えるように表現している。赤い色で示した部分が感染に深く関わるスパイクタンパク質。（データ提供：東北大学大学院情報科学研究科特任准教授・川端猛、日本蛋白質構造データバンク）

新型コロナウイルスとは？

　世界を一変させた新型コロナウイルスとは、どのような病原体なのだろうか。まずはその構造をくわしく見てみよう。新型コロナウイルスは上の CG のような球形をしている。大きさは約 100nm（nm は 10 億分の 1m）ときわめて小さく、電子顕微鏡でしか観察することができない。最大の特徴は周囲に飛び出している無数の突起だ。これは「スパイクタンパク質」とよばれ、後述するようにヒトの細胞に感染する際に重要なはたらきをする。トゲトゲの突起をもつ姿が王冠のように見えることから、ギリシャ語で王冠を意味する「コロナ（corona）」と名づけられた。

　このスパイクタンパク質が刺さった球体の部分は脂質でできた「エンベロープ」という膜だ。その内部には「カプシド」とよばれるタンパク質に包まれた状態で、新型コロナウイルスの遺伝情報であるリボ核酸（RNA）が入っている。このように新型コロナウイルスは、球体の内部に RNA が入っただけの非常にシンプルな構造をしている。私たちの細胞の内部に核やミトコンドリアなど複雑な細胞小器官が数多く詰まっているのとは対照的だ（p.13 図）。このシンプルさゆえに新型コロナウイルスを含むすべてのウイルスは自己増殖することができず、必ずヒトなどの生物の細胞に感染し、そのしくみを拝借しなければ増えることができない。ちなみに生物学では、生物の定義として「自己増殖すること」を必須条件として挙げているた

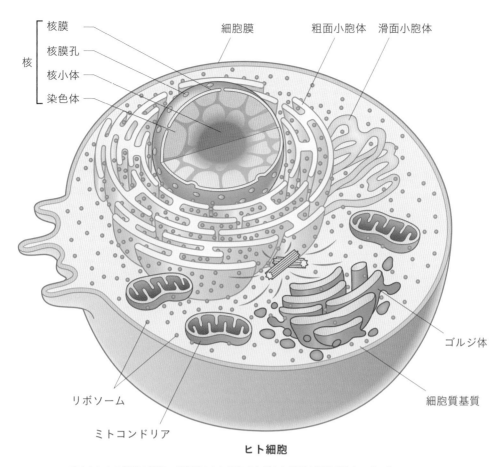

核 ⎡ 核膜
　 ⎟ 核膜孔
　 ⎟ 核小体
　 ⎣ 染色体

細胞膜　　粗面小胞体　滑面小胞体

ゴルジ体

細胞質基質

リボソーム

ミトコンドリア

ヒト細胞

私たちヒトの細胞の構造。細胞膜の中に核やさまざまな細胞小器官が詰まっている。

め、一般的にウイルスは生物に分類されない。

　では、新型コロナウイルスは私たちの細胞の中でどのようにして増えていくのか。そのためにウイルスが利用するのが、細胞が遺伝情報であるデオキシリボ核酸（DNA）からさまざまなタンパク質をつくり出すしくみだ。DNAの二重らせん構造を発見したフランシス・クリック博士が提唱した生物の基本原理で「セントラルドグマ」ともよばれている。そのしくみはこうだ。まず細胞の中心部にある核の内部でDNAの塩基配列が読み取られ、メッセンジャーRNA（mRNA）がつくられる。次にこのmRNAの塩基配列を細胞質の中にあるリボソームが読み取って、アミノ酸配列に変換することでタンパク質がつくられる。タンパク質は遺伝情報が指定したアミノ酸が連なり、それらが正しく折

りたたまれた構造をとることで機能する。この「DNA→RNA→タンパク質」という一連の流れがセントラルドグマだ。

　新型コロナウイルスは、このセントラルドグマのしくみを乗っ取って増殖する。人体に侵入した新型コロナウイルスがまず行うのは、自らのスパイクタンパク質をヒトの細胞表面にある「アンジオテンシン変換酵素2（ACE2：Angiotensin-converting enzyme 2）」とよばれるタンパク質に結合させることだ。私たちの細胞の表面にはさまざまな種類のタンパク質が突き出しており、細胞や組織のはたらきに欠かせない物質に結合して、取り込んだり分解したりする。中でもACE2は血圧の調節などに関わる重要な酵素で、呼吸器系や血管など全身の組織の細胞に幅広く存在している。じつは新型コ

ロナウイルスのスパイクタンパク質は、この
ACE2 にうまく結合できる形状になっており、
細胞に必要な物質がやってきたと勘違いさせ
ることでその内部へ侵入する。そして、自らの
コピーをつくり出すためにウイルスの設計図
である RNA を細胞内に放出する。

　ここからがセントラルドグマのしくみだ。新
型コロナウイルスの RNA はリボソームによっ
て読み取られ、新型コロナウイルスを構成する
スパイクタンパク質やカプシドタンパク質な
どの部品が次々とつくられていく。そして、新
型コロナウイルスは細胞の中でそれらの部品
を組み立てて、まんまと自分の分身を大量につ
くることに成功し、細胞から飛び出すことで増
殖を果たすのだ。感染から増殖までのくわしい
メカニズムは chapter 2 で解説する。

RNA ウイルスは
変異によって新たな
性質を獲得しやすい

　新型コロナウイルスと人類の戦いを困難なも
のにしている最大の要因が、新たな変異株の出
現だ。下の図は、武漢市で発生した新型コロナ
ウイルスの従来株が変異を繰り返していった結
果、どのような変異株に置き換わっていったの
かを示したものだ。灰色は 2021 年末にはほぼ
見られなくなったアルファ株以前のもの。21 年
4 月にはアルファ株が主流となったと思いき
や、そのわずか 2 か月後にはデルタ株へと置き
換わっている。そして 2022 年 1 月の段階では、
オミクロン株が全体の 6 割を占め、デルタ株か
ら置き換わろうとしている。こうした変異と置
き換わりが起きるたびに、感染力や重症化リス
クの上昇や、ワクチンや薬の効きやすさへの影
響など、新たな課題と向き合うことになる。な
ぜ新型コロナウイルスはこれほどまでに次から
次へと変異していくのだろうか。

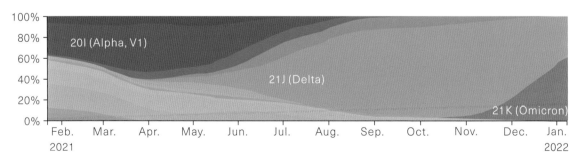

2021 年 2 月〜2022 年 1 月の間に世界中から報告された新型コロナウイルスの系統群の割合。アルファ株からデルタ株
にわずか数か月で入れ替わる様子が見て取れる。
※この図は「Nextstrain.org (https://nextstrain.org/ncov/gisaid/global)」にあり、アクセスすることで現在どのような
変異株が流行しているかを知ることができる。

Nextstrain.org

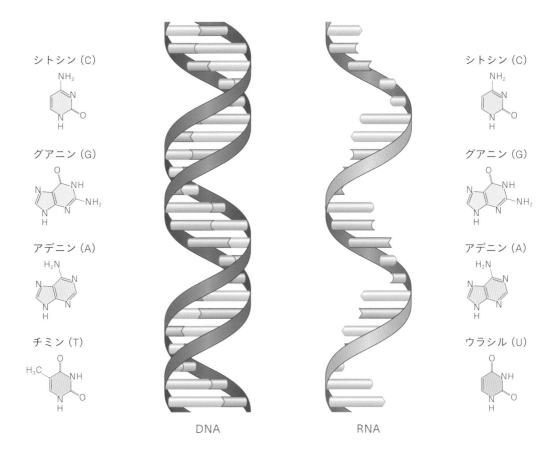

シトシン (C)

グアニン (G)

アデニン (A)

チミン (T)

DNA

シトシン (C)

グアニン (G)

アデニン (A)

ウラシル (U)

RNA

DNA は「アデニン (A)」「チミン (T)」「グアニン (G)」「シトシン (C)」の 4 種類の塩基の並び方によって情報が示されるが、RNA ではチミンの代わりに「ウラシル (U)」が使われる。また、DNA は二重らせんの形をとった 2 本鎖の構造だが、RNA は 1 本鎖の構造のものが多い。

　遺伝物質に着目すると、ウイルスには大きく分けて DNA ウイルスと RNA ウイルスという 2 種類が存在し、さらに 1 本鎖、2 本鎖や転写方法の違いによって細かく分類される。DNA ウイルスの遺伝情報は DNA からなり、RNA ウイルスは RNA からなる。新型コロナウイルスは 1 本鎖の RNA ウイルスに分類される。インフルエンザウイルスや後天性免疫不全症候群 (AIDS) を引き起こすヒト免疫不全ウイルス (HIV) も RNA ウイルスの一種。DNA ウイルスには、ヘルペスウイルスや子宮頸がんの原因となるヒトパピローマウイルス (HPV) などがある。

　じつは一般的に、RNA ウイルスのほうが DNA ウイルスよりも、また 2 本鎖よりも 1 本鎖の方が変異を起こしやすいことがわかっている。私たちヒトの遺伝情報である DNA は「アデニン (A)」「チミン (T)」「グアニン (G)」「シトシン (C)」という 4 種類の塩基で構成されているが、RNA ではチミンの代わりに「ウラシル (U)」という塩基が使われる（上図）。このウラシルが RNA を変化しやすい物質にしている理由の 1 つだ。シトシンとウラシルの構造はよく似ていて、遺伝情報がコピーされる際にシトシンが誤ってウラシルに変わってしまうエラーが起こりやすい。DNA にはウラシルが含まれないため、このエラーは検出される。しかし、ウイルスの RNA 合成酵素はこのエラーを修正できない場合が多い。

　DNA は、二重らせんの形をとった 2 本鎖の

構造をしたものであれば、仮に何らかの理由で片方の鎖が破損した場合でも、もう一方の鎖の情報をもとにして修復することができる。言ってみれば、バックアップデータをもっているようなものだ。一方のRNAは1本鎖の構造のものが多く、塩基配列の変化が起こりやすくDNAに比べて化学的に不安定な物質といえる。インフルエンザワクチンを毎年接種するのも、RNAウイルスであるインフルエンザは変異が起こりやすく前年のワクチンの効果が薄れるからだ。

一見すると安定的に遺伝情報を保存することができるDNAの方がRNAよりも優れているように思えるかもしれない。しかしRNAを用いるのは必ずしもウイルスにとって不利なことばかりではない。逆の見方をすれば、変異が起こりやすいために薬剤や免疫から受ける攻撃に対する耐性をすばやく獲得できるという利点がある。

このようにRNAは変異を起こしやすい性質をもつが、新型コロナウイルスはほかの1本鎖のRNAウイルスと比較すると、変異を起こしにくいこともわかっている。新型コロナウイルスでは1か月あたり平均2か所の突然変異が起きることがわかっているが、同じRNAウイルスであるインフルエンザウイルスと比べると約半分、HIVと比べると4分の1程度の変異率と見積もられている。じつは新型コロナウイルスは、RNAのコピーミスを修正するための特別な酵素をもっており、増殖の際に起きたエラーを修復することでウイルスにとっての致命的な変異から遺伝情報を守ることができるのだ。

それでも次々と新たな変異株が現れたのはなぜか。最大の理由はパンデミックそのものにある。たとえ変異を修復する酵素があったとしても、何千万人、何億人という人間に感染していけばそれだけ突然変異のチャンスは増えていく。そして感染力を高めるような有利な突然変異が起これば、一気に従来のウイルス株を駆逐しながら広がっていくことが可能になる。新たな変異ウイルスの出現を抑え込むためには、何よりもまず感染者数を減らし、ウイルスに進化の機会を与えないことが重要なのだ。

変異がウイルスの感染性や病原性を左右する

そもそもなぜ、変異が感染力や致死率を増大させるのだろうか。その理由を、変異によってもたらされる新型コロナウイルスの構造の変化から探ってみよう。

最初に新型コロナウイルスで注目された変異は「D614G」とよばれる変異だった。2020年2月頃に欧州で初めて見つかったあと、瞬く間に武漢型の従来株と置き換わっていき、4月には世界的に優勢な変異株となった。東京大学の研究グループは、D614G変異をもつウイルス株が従来株よりも飛沫感染しやすく、細胞内で増殖しやすい性質があることを報告している。

この変異によってウイルスに何が起きたのだろうか。D614Gとは、新型コロナウイルスのタンパク質を構成するアミノ酸配列のうちの614番目がDからGに置き換わったことを意味する。Dはアミノ酸の略号でアスパラギン酸を指す。Gはグリシンを指す。つまり従来株で

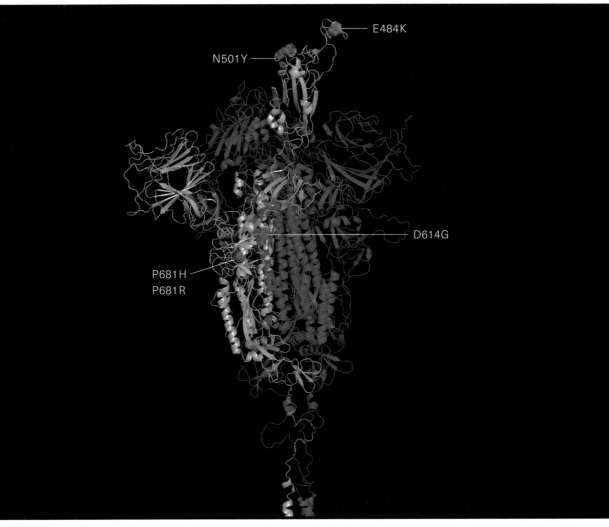

E484K
N501Y
D614G
P681H
P681R

D614Gは最も早くに世界中に広がった変異。E484KとN501YはACE2との結合部位にある変異。P681HとP681Rは感染性や病原性に関わる変異と考えられている。
（提供：東北大学大学院情報科学研究科特任准教授・川端猛）

はアスパラギン酸だった部分が、D614G変異株ではグリシンに置き換わったということだ。

このアミノ酸の置換によって、新型コロナウイルスのスパイクタンパク質の構造が変化し、ヒトの細胞のACE2と融合する過程がより効率的になったと考えられている。上の画像は新型コロナウイルスのスパイクタンパク質の立体構造を示している。ピンク色で示した場所は主な変異で、D614Gも図示されている。一見、D614Gは奥に埋もれた場所に見えるが、これによってスパイクタンパク質の先端部分にある「受容体結合ドメイン（RBD: receptor binding domain）」の性質に影響したことがわかっている。RBDはスパイクタンパク質の先端に小さな角のように飛び出ている部分だ。最初は「ダウン型」よばれる頭を下げたような形状をしているが（p.19上図の一番左の状態）、ACE2と結合するためには、グッと頭をもち上げた「アップ型」に変化しなければならない（p.19上図の一番右の状態）。1つのスパイクタンパク質には3か所のRBDが存在し、アップ型のRBDの数が多いほどよりACE2に結合しやすくなる。D614G変異株のスパイクタンパク質を電子顕微鏡で比較したところ、従来株と比べてアップ

型の RBD をもつ割合が多いことがわかっている。この違いが D614G 変異株の感染力を増大させ、従来株との置き換わりの原動力となったという説が提唱されている。

D614G 変異株の次に注目を集めたのが、イギリス由来のアルファ株だ。2020 年 9 月にイギリスで初めて確認され、日本では 2021 年春の第 4 波で従来株から一気に置き換わった。当初アルファ株は B.1.1.7 や 501Y. V1 ともよばれていたが、WHO が変異株の命名システムを発表し、国際的な名称がギリシャ文字で統一された。このアルファ株は従来株に比べて感染力が約 50% 高く、また死亡リスクも推定 61% 増加するという報告がなされている。アルファ株ではスパイクタンパク質のアミノ酸配列に 6 か所の置換と 2 か所の欠失、計 8 か所のもの変異が同時に起きた。中でも注目を集めたのが「N501Y 変異」だ（p.17 図）。501 番目のアミノ酸が N（アスパラギン）から Y（チロシン）に置き換わったことを示している。このアミノ酸置換によってタンパク質の構造が変化したのは、スパイクタンパク質の中でも RBD の部分だ。これによって RBD の形状が従来株より 5～10 倍 ACE2 にフィットしやすい形状になったと考えられている。

N501Y 変異のあとに注目された変異が、「E484K」だった（p.17 図）。この変異は 2020 年 12 月に南アフリカから報告されたベータ株で発見され、翌年 1 月にブラジルで流行していたガンマ株からもまったく同じ変異が見つかった。E484K では、484 番目のアミノ酸が E（グルタミン酸）から K（リシン）へ置換された結果、やはりスパイクタンパク質の RBD の構造に変化が起きた。この変化によってベータ株やガンマ株にもたらされた能力が「中和抗体回避」だ。抗体などの獲得免疫のしくみについては chapter 5 でくわしく説明するが、私たちの体では新型コロナウイルスに感染してしばらくすると抗体とよばれる特殊なタンパク質がつくられ、それがウイルスのスパイクタンパク質などに結合することで感染力を失わせたり、重症化を防いだりしてくれる。中和抗体回避とは、変異によって抗体がウイルスに結合しにくくなり、効き目が弱まってしまうことを指す。ブラジルのアマゾナス州マナウス市ではパンデミック初期に従来株が爆発的に流行した結果、2020 年 10 月までに人口のおよそ 7 割が感染し、多くの人びとが従来株に対する中和抗体を保有する状態にあった。いわゆる「集団免疫」に達したという見方もできた。 ところが E484K 変異をもつガンマ株の登場で、再び急速な感染拡大に見舞われる事態となる。多くの人びとが中和抗体をもつようになったことが、新型コロナウイルスに抗体の効果を逃れる変異を促す淘汰圧[1] となり、中和抗体回避をもたらす E484K 変異が選択されたと考えられている。実際、ブラジルでは 2 度目の感染を起こしたケースが複数報告され、ガンマ株によるブレイクスルー感染（ワクチン接種や感染によって免疫を獲得したあとに、同じウイルスに再度感染すること）だとみられている。従来株に感染した人がガンマ株に感染する確率は 25～60% という見積もりもある。E484K 変異のように中和抗体回避をもたらす変異はその後のデルタ株

1: 性質や特徴といった形質の違いをもつものたちの間で、ある形質が生き残りに有利な場合、その形質をもったものが多く生き残って一定方向の進化を起こす。この進化を起こす力を淘汰圧という。

新型コロナウイルスのスパイクタンパク質の構造変化

すべてがアップ型になることでヒト細胞の結合する部分が
露出され、合体できるようになる。

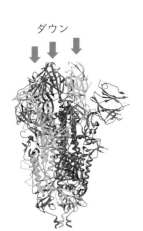
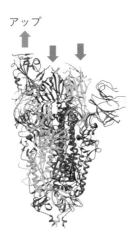
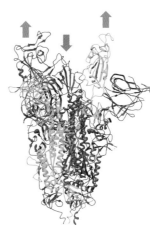
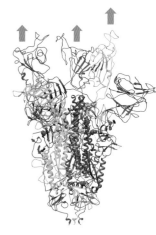

ダウン　　　　　　アップ

3つのタンパク質（青、緑、赤）
がダウン型の状態

1つのタンパク質（青）
がアップ型の状態

2つのタンパク質（青、緑）
がアップ型の状態

3つのタンパク質が
アップ型の状態

S1 サブユニット

タンパク質のシミュレーションによって明らかになった、
新型コロナウイルスのスパイクタンパク質の構造変化。
融合後もさらに構造変化を起こす（p.20・21 図）。

S2 サブユニット

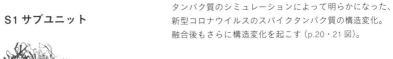
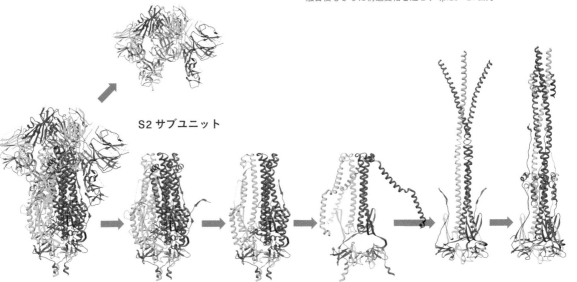

膜融合前
の状態

S1 サブユニットが細
胞の一部と結合する
と S2 サブユニットと
の分離を起こす。

S2 サブユニットが伸び上がって
構造変化を起こす。

膜融合後
の状態

提供：東北大学大学院情報科学研究科特任准教授・川端猛

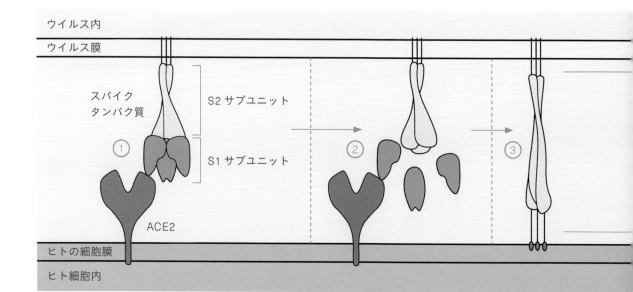

ウイルス内
ウイルス膜
スパイク
タンパク質
S2 サブユニット
① S1 サブユニット
ACE2
ヒトの細胞膜
ヒト細胞内
②
③

やオミクロン株などでも数多く報告された。自然感染やワクチンで免疫を獲得しても、ウイルスはすぐさま変異して突破してくる。この繰り返しが、パンデミックの先行きを不透明にし、私たちを苦しめてきた。

2021年8月、日本ではコロナ禍によって1年遅れの東京オリンピックが開催されていた。その裏で進んだ第5波でアルファ株と入れ替わって感染が拡大し、医療崩壊の危機をもたらしていたのがデルタ株だ。基礎疾患がない20代においても急激な重症化が進む例も報告され、これまでの治療法が通用しない病原性の高い変異株として恐れられた。入院リスクはアルファ株の2倍、感染力においても従来株の約50〜60%増加したと報告されている。

デルタ株はスパイクタンパク質に7つの変異をもつが、中でも注目されたのが「L452R」「E484Q」「P681R」の3つの変異だ。L452RとE484QはRBDのアミノ酸配列の置換で、先ほど紹介したベータ株やガンマ株のE484Kと同じく中和抗体回避に関わる変異だと考えられている。

そして、デルタ株の特徴である病原性の高さ

に関わる変異だと考えられたのが「P681R」だ（p.17図）。P681R変異は681番目のアミノ酸がP（プロリン）からR（アルギニン）に置き換わっている。このP681R変異によって、スパイクタンパク質の中でも「S1/S2部位」とよばれる場所の構造が変化した。スパイクタンパク質を見てみるとキノコのような形をしているが、じつは2つのブロックに分かれている（p.19下図）。上部のキノコの傘の部分が「S1サブユニット」、下部の柄の部分が「S2サブユニット」とよばれている。この傘と柄をつなぐ場所がS1/S2部位だ。この場所は新型コロナウイルスが効率的に感染・増殖する上できわめて重要なはたらきをもっていることがわかっている。

『NHKスペシャル 人体vsウイルス〜驚異の免疫ネットワーク〜』の制作にあたり、新型コロナウイルスの感染メカニズムのCG作成のために協力を仰いだのが、東北大学大学院情報科学研究科特任准教授の川端猛博士だ。川端博士はタンパク質の構造をコンピュータ上に再現し、どのような性質をもつのかを調べる専門家だ。川端博士のシミュレーション（正式にはモーフィング・シミュレーションという）の結果

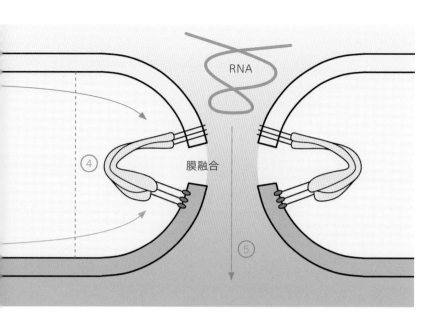

①スパイクタンパク質が ACE2 に結合する（p.33 下画像と同じ状態）。
②S1 サブユニットが切り離され、S2 サブユニットだけがウイルス膜に残る。
③S2 サブユニットが伸び上がり、ヒト細胞膜に突き刺さる（p.19 下図の S2 サブユニットが伸び上がった状態）。
④S2 サブユニットが折りたたまれることで、ウイルス膜とヒト細胞膜が融合する。
⑤ウイルスの遺伝情報がヒト細胞内に送り込まれる。

RNA

膜融合

④

⑤

から、スパイクタンパク質の S1／S2 部位が新型コロナウイルスの感染に果たす役割を見てみよう（上図）。スパイクタンパク質はヒトの ACE2 に結合すると、なんと S1／S2 部位で切り離されて、S2 サブユニットだけがウイルス本体につながった状態になる（図中①②）。この S2 サブユニットを構成するタンパク質は折りたたまれた状態になっているのだが、分離したのをきっかけに展開して大きく伸び上がり、ヒトの細胞膜に突き刺さる（図中③）。そして今度は、長く伸びていた構造が再び折りたたまれる（図中④）。このときに新型コロナウイルスの膜であるエンベロープとヒトの細胞膜がつなぎ合わされる「膜融合」が起き、ウイルスの遺伝情報 RNA が細胞内部に送り込まれる（図中⑤）。ナノサイズの小さなウイルスに、まるで機械仕掛けのような精巧な感染メカニズムがあることには驚くばかりだ。

　デルタ株の P681R 変異によって、スパイクタンパク質の S1／S2 部位は分離しやすくなり、その結果、膜融合を起こす効率が高まったと見られている。じつはこのことがデルタ株を病原性の高いウイルスに変化させた。新型コロナウ

イルスは人体で効率よく増殖するために、感染細胞と隣接する細胞の膜同士を融合させて「合胞体（シンシチウム）」とよばれる大きな細胞の塊をつくる能力がある。言ってみれば巨大なウイルス工場のようなものだ。デルタ株では P681R 変異によって、膜融合で細胞同士を融合させて合胞体をつくり出す「細胞融合活性」が従来株やアルファ株よりも高まったことが培養細胞や動物を使った実験から確かめられている。日本で起きた第5波の若年者の重症化や、医療現場が逼迫（ひっぱく）した背景にはこのようなウイルスの能力の変化があったのだ。

　そして 2022 年 1 月から世界を席巻（せっけん）しているのがオミクロン株だ。2021 年 11 月に南部アフリカのボツワナで最初に発見され、わずか 1 か月ほどで世界各地に広がった。オミクロン株で特筆すべきはスパイクタンパク質に起きた変異の数で、30 個以上の変異が生じており、ワクチンによって獲得した免疫を回避させてブレイクスルー感染が起き、一部の治療薬が効きにくくなった。その一方で、ワクチンの効果とともに重症化のリスクは下がったという報告も相次いだ。ところが、高い感染力によって患者

数そのものが爆発的に増え、結果的に重症者や病床使用率、隔離対象者が増えてしまい社会活動が成り立たなくなるという問題も起きた。

進化のゆくえ

　この先、新型コロナウイルスはどのように変異し、どんな性質を獲得していくのだろうか。興味深いのは、アルファ株やベータ株、ガンマ株などこれまで世界で猛威をふるった変異株は、それぞれ別々の地域で独自の進化を遂げたにもかかわらずまったく同じアミノ酸配列の変化が起きていることだ。たとえばN501Y変異はアルファ株、ベータ株、ガンマ株に共通する変異だが、共通の祖先から受け継いだ変異ではなく、それぞれが独自に進化していく過程で偶然同じ変異を獲得したものだ。これは生物学で「収斂進化」とよばれる現象によく似てい

る。たとえばコウモリの翼と鳥の翼はその形も機能もよく似ているが、まったく独立に進化したものだ。この例のように、異なる系統のものたちが似たような環境要因や淘汰圧にさらされるときに、似通った形態をもつようになることを収斂進化とよぶ。新型コロナウイルスの進化の方向性にもっとも影響を与えている要因は間違いなくヒトの免疫系との戦いだ。どうすればヒトの免疫からの攻撃をかいくぐり、効率よく細胞に感染し、自らのコピーをより多く残せるのか。もちろんウイルスに意思はないが、ランダムな突然変異を繰り返す中で偶然にもN501Yのような有利な変異が生まれると、生存率が高まり、より多くの子孫ウイルスを残せるようになる。収斂進化が起きているという事実は、新型コロナウイルスがこのパンデミックを通じてヒトの免疫にうまく適応しはじめている証と言える。

　ではこの先、より感染力が強い変異や、重症化リスクを高めるような変異が生まれる可能性はあるのだろうか。2020年春、今後のウイル

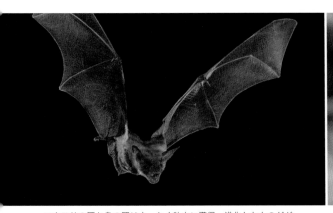
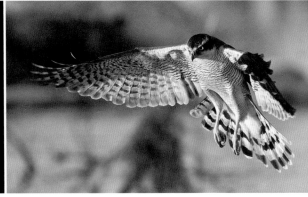

コウモリの翼と鳥の翼はまったく独立に獲得、進化したものだが、同じような形状と役割をもつ。これを収斂進化という。

ス変異がどのように進んでいくのかについて取材を行ったときには、多くのウイルス学者は病原性が増す方向には進みにくいという見方を示していた。その理由は、病原性が強まる変異が起きると、宿主であるヒトがすぐに死んでしまい感染を広げるチャンスが少なくなるためだ。ウイルスが生き残るためには、ヒトからヒトへと感染を広げていく必要がある。しかし、感染者がすぐに重症化してしまうとほかの人との接触機会が減ってしまい、ウイルスはそれ以上広がることができない。新型コロナウイルスが厄介なのは無症状や軽症のうちにヒトからヒトへと感染を広げていく性質にあるが、もし病原性を増すような変異が生じるとその有利な性質とトレードオフが起きてしまい、拡散しにくくなる可能性があるという。

しかし実際には、アルファ株やデルタ株のように感染力と病原性の両方を高めた変異株が出現し、従来株を駆逐しながら広がっていったのはご存知のとおりだ。歴史を振り返ってみれば1918年から始まったインフルエンザウイルスによるスペイン風邪の流行でも第1波よりも第2波で致死率が上がり、猛威を振るったことが明らかになっている。季節による影響なども議論されているが、変異株による病原性の上昇などもあったのかもしれない。

オミクロン株はそれまでの変異株よりも肺で増殖しにくく重症化しにくい性質が報告された。京都大学医生物学研究所の朝長啓造教授は「ほとんどの場合、長い目で見れば、ウイルスは弱毒化し、最後は風土病へと変化していきます」と教えてくれた。19世紀にロシア風邪のパンデミックを引き起こし100万人以上の命を奪ったとされるOC43コロナウイルスが現在では一般的な風邪の原因ウイルスへと変化しているように、新型コロナウイルスも長期的には季節性の普通の風邪になっていくのかもしれない。だが一方で、数理モデルを使ったウイルスの進化シミュレーションでは、新型コロナウイルスのように免疫やワクチンからの逃避を繰り返すウイルスでは、病原性を高める変異が起きやすいという予測結果も出ている。オミクロン株が弱毒化傾向にあるからといって、次の変異株もそうなると考えるのは早計かもしれない。

幸いにも遺伝子解析技術の進歩によって、ウイルスの変異をほぼリアルタイムでとらえることができるようになっている。遺伝子の変異からタンパク質の構造を解析し、ウイルスがどのような性質をもつのかを予測することも可能になりつつある。引き続き変異ウイルスの動向を注視しながら、新たなワクチンや治療薬の開発などの備えを進めておくことが大切だ。

このコロナ禍では世界中の一流科学誌がこぞって新型コロナウイルス関連の論文を無料開放した。それと呼応するように新型コロナウイルスについて膨大な論文が執筆、報告され続けている。ウイルスが専門ではない科学者たちまでもが自分たちの研究を一時中断し、この未曽有の厄災を乗り越えようと取り組んできた。

この時代に共有される知は次に起こるパンデミックに向けて大きな財産になるだろう。私たちは共有し、協力できるという何より人間らしい素晴らしい手段を手にしている。

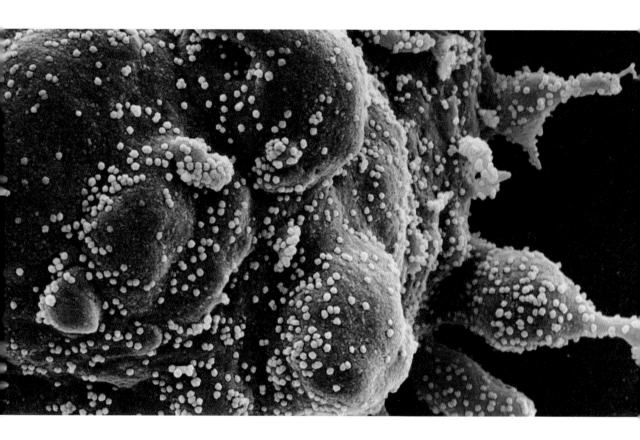

chapter 2

ウイルスの侵入

ウイルスと人体の攻防、最初のステージはどのように体内へ
ウイルスが侵入を果たすかだ。
ウイルスは人体の防御システムを巧妙にすり抜け、
ときに利用し、さらにはヒト細胞をつくり変えて自らの増殖を果たす。
驚くほどの適合性をもってウイルスはヒト細胞で増殖する。
新型コロナウイルス、その戦略を見る。

写真：細胞内で増殖した新型コロナウイルス（オレンジ色）が
細胞の外に飛び出す瞬間をとらえた画像。
（提供：NIAID）

感染を防ぐ第1の防衛機構

　新型コロナウイルスはどのようにして体内に侵入し、感染を果たすのか。その経過をくわしく追いかけていこう。新型コロナウイルスの感染ルートの代表的なものが「飛沫感染」だ。感染者が咳やくしゃみをすると、ウイルスを含んだ唾液などが小さな飛沫となって空気中を浮遊する。直径わずか1mmほどの飛沫粒子にはなんと700万個ものウイルスが含まれていることがあるという。密閉された空間などで感染者と長時間ともに過ごしているうちに、鼻や口から飛沫を吸い込むことでウイルスが体内に侵入してくる。

　さらに新型コロナウイルスの場合では、飛沫粒子の水分が蒸発し10分の1ほどの大きさとなった「飛沫核（直径0.3〜0.5μm程度）」でも感染力があることがわかっている。より小さな粒子ほど空気中を漂う時間は長くなる。この「飛沫核感染」が起こりうるということは、それだけ新型コロナウイルスを吸い込む機会が増え、感染しやすくなることを示している。

　飛沫や飛沫核となって浮遊した新型コロナウイルスを最初に受け止めるのが呼吸器系の器官の細胞だ。呼吸器系は、鼻腔、咽頭、喉頭、気管、気管支、肺で構成されている。鼻腔から喉頭までを上気道、それ以降を下気道と分けることができる。体内に侵入した新型コロナウイルスがまずねらうのは鼻や喉などの上気道にある細胞への感染だ。長崎大学高度感染症研究センターの柳雄介教授は「SARSコロナウイルスではあまり見られなかった鼻や喉などでの上気道感染が、新型コロナウイルスの感染が広がる原因をある程度占めていると思います」と教えてくれた。　柳教授によれば、SARSの場合、上気道での感染

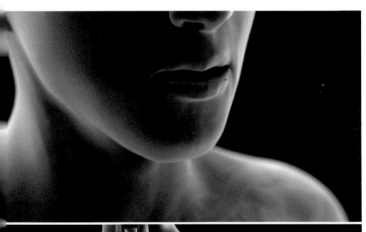

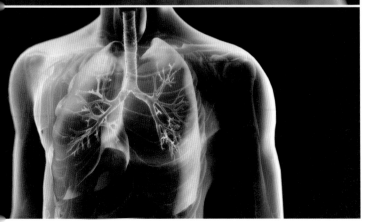

上：ウイルスは主に鼻や口から人体に取り込まれる。
下：そして、最初に気道へとたどり着く。ここが病原体の第一の関門となる。

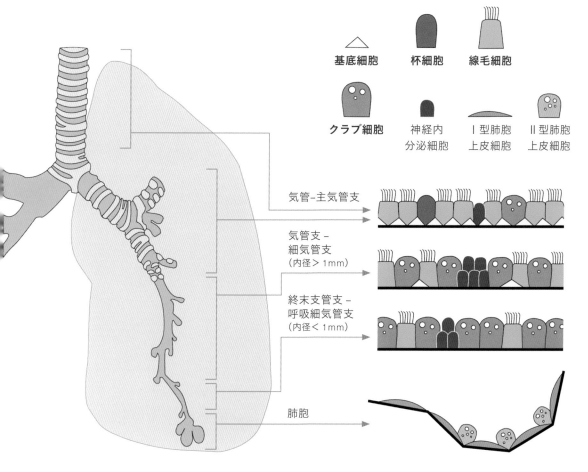

基底細胞　杯細胞　線毛細胞

クラブ細胞　神経内　Ⅰ型肺胞　Ⅱ型肺胞
　　　　　分泌細胞　上皮細胞　上皮細胞

気管-主気管支

気管支-
細気管支
（内径＞1mm）

終末支管支-
呼吸細気管支
（内径＜1mm）

肺胞

気道には主に4種類の細胞があり、気道の部位によって分布が異なっている。
（提供：理化学研究所生命機能科学研究センター　呼吸器形成研究チーム）

は少なく早い段階で下気道へと感染が進み、か
なり症状が進行してからウイルスが放出され、
感染を広める可能性が高かった。ところが新型
コロナウイルス感染症では鼻や喉などの上気
道の細胞にもしばしば感染しており、こうした
ケースでは感染初期の軽症や無症状のときか
らウイルスが放出され、ほかの人に感染を広げ
ていることが推察されるという。

　だが人体もそう簡単に感染を許すわけでは
ない。気道を構成する細胞にはさまざまな種類
があり、その中にはウイルスを撃退する役割を
もつものがいる。それらの細胞たちの種類やは
たらきを見ていこう。

　気道には主に4種類の細胞が存在している。
「杯細胞（ゴブレット細胞）」と「クラブ細胞」は粘
液を分泌するはたらきがあり、あわせて「粘液

分泌細胞」ともよばれている。この粘液はウイ
ルスなどの異物が細胞に接するのを防ぐ物理的
なバリアとしてはたらくだけでなく、タンパク
質を分解するプロテアーゼなどの抗菌作用や抗
ウイルス作用のある物質も含んでいる。「線毛
細胞」はその名の通り、表面に線毛とよばれる
短い毛がたくさんが生えている細胞だ。この線
毛を規則正しくなびかせることで粘液に流れを
つくり出し、ウイルスなどの異物を物理的に外
へと排出させるはたらきがある。このしくみは
「粘膜線毛クリアランス（MCC: mucociliary
clearance）」とよばれ、ウイルスの感染を防ぐた
めの重要な役割を担っている。「基底細胞」は、
ウイルス感染などでほかの細胞が死ぬと、それ
を補充するためにその細胞へと変化する（専門
用語で「分化」という）。これら4種の細胞と粘液

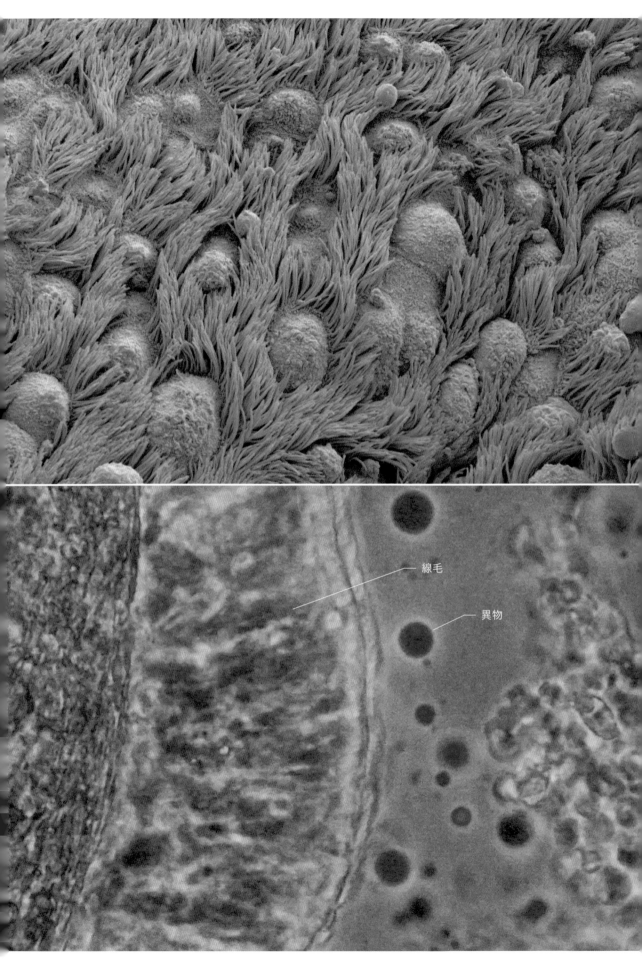

線毛

異物

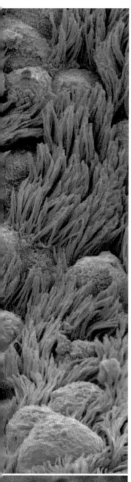

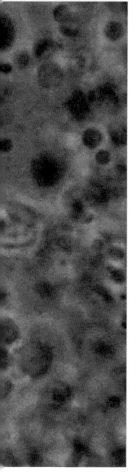

上：気道の表面を電子顕微鏡で
1万倍以上に拡大した画像。たく
さん生えている毛のようなもの
が線毛だ。
（提供：旭川医科大学准教授・甲賀
大輔、日立ハイテク）
下：線毛の規則的な動きによっ
て、粘液とともに異物が咽頭方向
へ押し流されていく。
（提供：ヨネ・プロダクション）

で構成されたものを「粘膜」とよぶ。気道だけで
なく外界と接する器官は粘膜に覆われているこ
とが多い。わかりやすい場所でいえば口の中を
覆っているのも粘膜だ。外部から侵入してきた
ウイルスなどの病原体と最初に戦う人体の第1
の関門、それが粘膜である。

　気道を構成する4種類の細胞だが、じつは気
道の部位によってその構成比率が大きく異
なっている。それを示したのがp. 27の図だ。
上気道から下気道へ進むほど、線毛細胞と杯細
胞の割合が減り、クラブ細胞の割合が増えてい
くことがわかる。じつはこのことが、新型コロ
ナウイルスが上気道で増えやすい一因だと考
えられている。chapter 1でも紹介した通り、新
型コロナウイルスが感染するためにはウイル
スの表面にあるスパイクタンパク質をヒト細
胞の表面にあるACE2に結合させる必要があ
る。上気道に多い線毛細胞にはこのACE2が特
に多いことがわかっており、このことが上気道
での感染が起こりやすいことに影響している
可能性がある。

　上気道での感染が起きることからもわかる
通り、粘膜線毛クリアランスなどのはたらきが
あるからといってこれらの細胞が新型コロナ
ウイルスの感染から完璧に守られているわけ
ではない。水分不足や空気の乾燥などで粘液の
分泌量が少なくなったり線毛のはたらきが悪
くなったりすれば、突破されてしまう場合も当
然ある。飛沫を直接浴びるなど大量のウイルス
に曝露された場合も、粘膜で防ぎきることが難
しくなる。そしてひとたびウイルスの突破を許
せば、隣り合う細胞へ次々と感染が広がって
いってしまう。次はウイルスが細胞に感染する
メカニズムをくわしく見てこう。

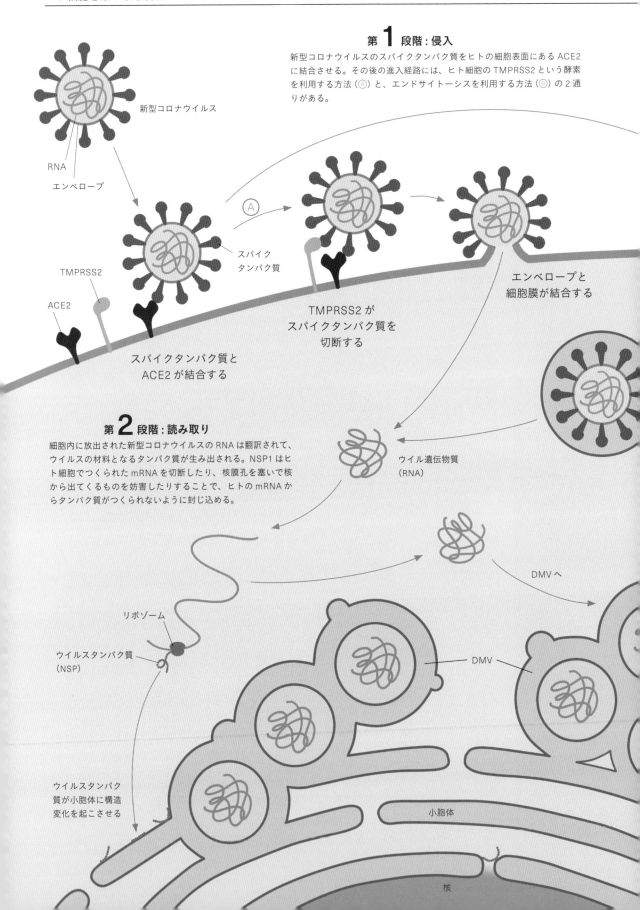

第1段階：侵入

新型コロナウイルスのスパイクタンパク質をヒトの細胞表面にあるACE2に結合させる。その後の進入経路には、ヒト細胞のTMPRSS2という酵素を利用する方法（Ⓐ）と、エンドサイトーシスを利用する方法（Ⓑ）の2通りがある。

新型コロナウイルス

RNA

エンベロープ

スパイク
タンパク質

TMPRSS2

ACE2

スパイクタンパク質と
ACE2が結合する

TMPRSS2が
スパイクタンパク質を
切断する

エンベロープと
細胞膜が結合する

第2段階：読み取り

細胞内に放出された新型コロナウイルスのRNAは翻訳されて、ウイルスの材料となるタンパク質が生み出される。NSP1はヒト細胞でつくられたmRNAを切断したり、核膜孔を塞いで核から出てくるものを妨害したりすることで、ヒトのmRNAからタンパク質がつくられないように封じ込める。

ウイル遺伝物質
（RNA）

DMVへ

DMV

リボゾーム

ウイルスタンパク質
（NSP）

ウイルスタンパク
質が小胞体に構造
変化を起こさせる

小胞体

核

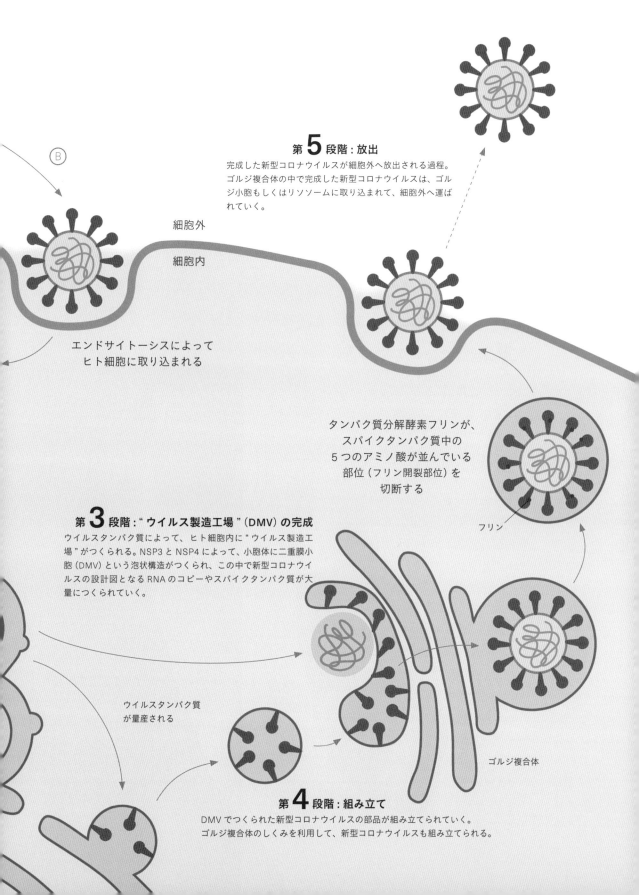

Ⓑ

第5段階:放出

完成した新型コロナウイルスが細胞外へ放出される過程。
ゴルジ複合体の中で完成した新型コロナウイルスは、ゴルジ小胞もしくはリソソームに取り込まれて、細胞外へ運ばれていく。

細胞外

細胞内

エンドサイトーシスによって
ヒト細胞に取り込まれる

タンパク質分解酵素フリンが、
スパイクタンパク質中の
5つのアミノ酸が並んでいる
部位（フリン開裂部位）を
切断する

フリン

第3段階:"ウイルス製造工場"（DMV）の完成

ウイルスタンパク質によって、ヒト細胞内に"ウイルス製造工場"がつくられる。NSP3とNSP4によって、小胞体に二重膜小胞（DMV）という泡状構造がつくられ、この中で新型コロナウイルスの設計図となるRNAのコピーやスパイクタンパク質が大量につくられていく。

ウイルスタンパク質
が量産される

ゴルジ複合体

第4段階:組み立て

DMVでつくられた新型コロナウイルスの部品が組み立てられていく。
ゴルジ複合体のしくみを利用して、新型コロナウイルスも組み立てられる。

新型コロナウイルスが
感染し増殖する
巧妙なしくみ

　p. 30・31 の図は新型コロナウイルスがヒト
の細胞にどのように感染するのかを表したも
のだ。その第 1 段階は、新型コロナウイルスの
スパイクタンパク質をヒトの細胞表面にある
ACE2 に結合させることだ。そこからウイルス
が細胞内に侵入する経路には 2 通りの方法が
あることがわかっている。

　1 つめの方法は、細胞表面にある「TMPRSS2」
という酵素を利用する経路だ。この酵素のはた
らきによって、新型コロナウイルスのスパイク
タンパク質の構造が大きく変化する。p. 20 で
紹介した S1 サブユニットと S2 サブユニット
の開裂が起きるのだ。この開裂によって新型コ
ロナウイルスのエンベロープと細胞膜が融合
し、ウイルス内部に格納されていた遺伝情報
RNA が細胞内に放出される。

　2 つめの侵入経路は主に TMPRSS2 が存在
しない細胞で使われる方法だ。この場合でもス
パイクタンパク質を ACE2 に結合させるまで
は同じだが、ヒトの細胞膜が大きく凹み、ウイ
ルスを包み込んだカプセル状になって細胞内
に取り込まれていく。この現象は「エンドサイ
トーシス」とよばれ、本来はヒトの細胞が外部
から必要な物質を取り込むためのしくみだが、
新型コロナウイルスはこれをまんまと利用し
て細胞内への侵入を果たす。そして細胞内にあ
るカテプシンというタンパク質分解酵素のは
たらきによって S1/S2 部位の開裂を引き起こ

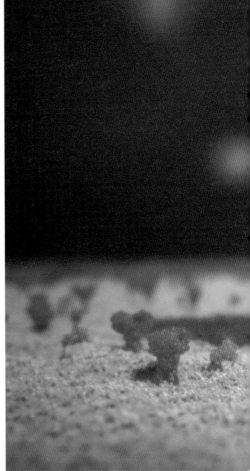

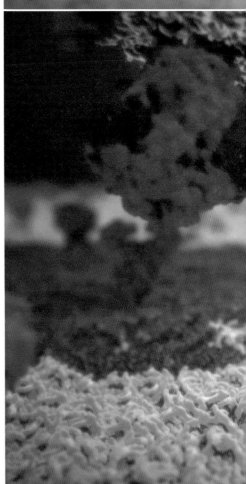

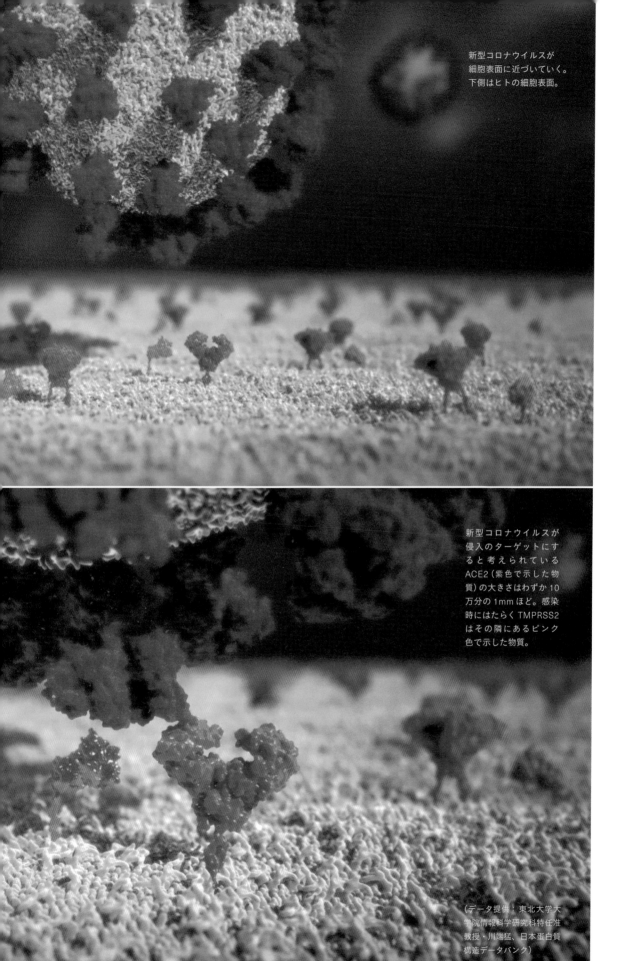

新型コロナウイルスが
細胞表面に近づいていく。
下側はヒトの細胞表面。

新型コロナウイルスが
侵入のターゲットにす
ると考えられている
ACE2（紫色で示した物
質）の大きさはわずか10
万分の1mmほど。感染
時にはたらくTMPRSS2
はその隣にあるピンク
色で示した物質。

（データ提供：東北大学大
学院情報科学研究科特任准
教授・川端猛、日本蛋白質
構造データバンク）

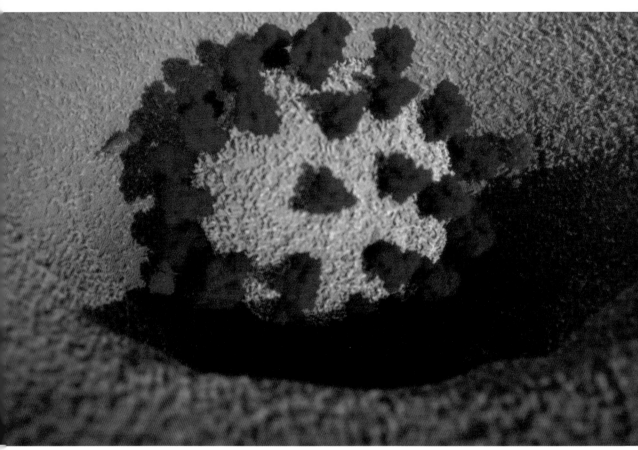

スパイクタンパク質と ACE2 が結合し、新型コロナウイルスは細胞の中へと引き込まれていく。

し、自らの RNA を放出する。

この 2 種類の感染経路をもつことが新型コロナウイルスの感染力や症状にも大きな影響を与えている。特に重症化に影響を及ぼしていると考えられているのが TMPRSS2 による感染経路だ。じつは肺の奥の方には TMPRSS2 と ACE2 をあわせもつ細胞が多く存在しており、新型コロナウイルス感染症が肺への大きなダメージを与える一因と考えられている。

第 2 段階は、新型コロナウイルスが放出した RNA の遺伝情報が読み取られ、ウイルスの材料となるタンパク質がつくり出される過程となる。そのために利用されるのがヒトの細胞内にあるタンパク質製造機であるリボソームだ。新型コロナウイルスの RNA はヒトの細胞が自身自身のタンパク質をつくるために利用しているmRNA（メッセンジャーRNA）と同じような構造をしているため、ヒトのリボソームでそ

のまま読み取られ、タンパク質がつくり出されていく。

まずつくり出されるのが PP1A と PP1AB の 2 種類の巨大なタンパク質だ。これらのタンパク質には自分で自分を切断するという能力があり、それぞれが細かく切断された結果、最終的にはおよそ 30 種類のタンパク質がつくり出される。これらのタンパク質を使って新型コロナウイルスを効率的に大量増殖させるための準備が始まっていく。

最初にはたらきはじめるのが NSP1 というタンパク質だ。この NSP1 はあろうことかヒト細胞の DNA からタンパク質をつくるためにつくられた mRNA を片っ端から切断していく。ヒトの DNA は核の中にあるため、mRNA は核膜に開いた穴の「核膜孔」から核外に出てきてタンパク質に変換されるが、なんと NSP1 はこの核膜孔も塞いでしまう。こうして NSP1 はヒ

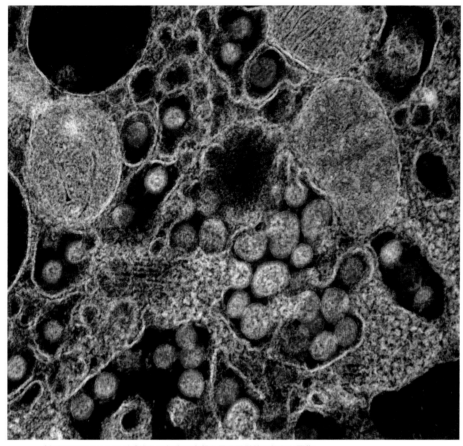

新型コロナウイルスが感染した細胞の内部を電子顕微鏡で捉えた画像。
赤く丸いものがすべて新型コロナウイルス。（提供：NIAID）

トの mRNA からタンパク質がつくられないよう封じ込めをし、ヒトのタンパク質製造機であるリボソームを我がものとして思う存分使えるようにする。自分の遺伝情報が優先的にタンパク質に変換されるように仕向けるわけだ。

第 3 段階は、こうしてつくられたウイルスタンパク質によって、ヒトの細胞内にいわば "ウイルスの製造工場" がつくられるステップだ。もともとヒトの細胞内には「小胞体」とよばれるタンパク質の製造工場があるが、NSP3 と NSP4 という 2 種類のウイルスタンパク質は、その小胞体の表面を縫い合わせていき、「二重膜小胞（DMV: double membrane vesicle）」とよばれる泡状の構造をつくる（p. 36 上図）。この DMV の泡の内側が、ウイルスの製造工場となる。DMV の内部には、9 種類のウイルスタンパク質が組み合わさってつくられた「ウイルスの複製・転写複合体（RTC: replication and

transcription complex）」が設置される（p.37 上図）。この RTC では新型コロナウイルスを効率的に増殖させるために、設計図となる mRNA のコピーが大量につくられていく。本来、ヒトの細胞には異物であるウイルスの mRNA を検知して、速やかに除去するしくみがあるのだが、DMV の内側に mRNA が隔離された状態だと検知しにくくなってしまう。こうして密かに大量にコピーされた mRNA を使って、新型コロナウイルスの部品となるタンパク質が大量につくり出されるのだ。

第 4 段階では、DMV でつくられた新型コロナウイルスの部品が組み立てられて、いよいよ新型コロナウイルスが完成していく。ヒト細胞内にある細胞小器官である「ゴルジ複合体（ゴルジ体）」は、ヒト細胞の中で合成されたヒトタンパク質を加工したり、膜で包んで細胞外へと分泌したりするはたらきを行っている。このゴ

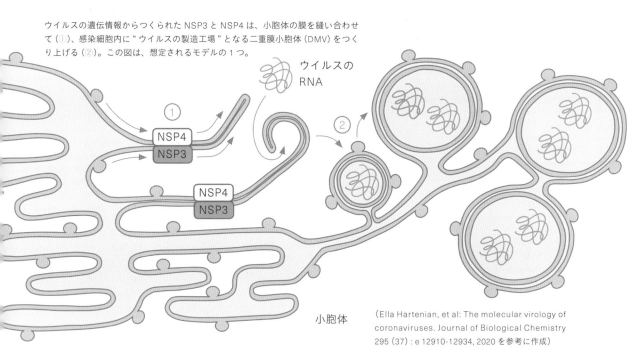

ウイルスの遺伝情報からつくられた NSP3 と NSP4 は、小胞体の膜を縫い合わせて（①）、感染細胞内に"ウイルスの製造工場"となる二重膜小胞体（DMV）をつくり上げる（②）。この図は、想定されるモデルの1つ。

ウイルスの
RNA

NSP4
NSP3

NSP4
NSP3

小胞体

（Ella Hartenian, et al: The molecular virology of coronaviruses. Journal of Biological Chemistry 295（37）: e 12910-12934, 2020 を参考に作成）

ルジ複合体のしくみを利用して、新型コロナウイルスも DMV でつくられたウイルスタンパク質を組み立てて分泌する。ヒトのゴルジ複合体の膜は新型コロナウイルスのエンベロープとしてそのまま利用される。DMV から放出された新型コロナウイルスのタンパク質や mRNA はゴルジ複合体の膜に包まれるように封入される。この膜は新型コロナウイルスにとって"擬態"のような役割を果たす。ヒトの

ゴルジ複合体の膜がそのままエンベロープとして借用されているため、ヒトの細胞が異物を感知するセンサーから逃れやすくなるのだ。

　第5段階は、いよいよ完成した新型コロナウイルスが細胞外へ放出される過程だ。じつはこの過程においても新型コロナウイルスはヒトの細胞のしくみを利用して、自らの感染力を高めるための処理を行うことがわかっている。ゴルジ複合体の内部で完成した新型コロナウイ

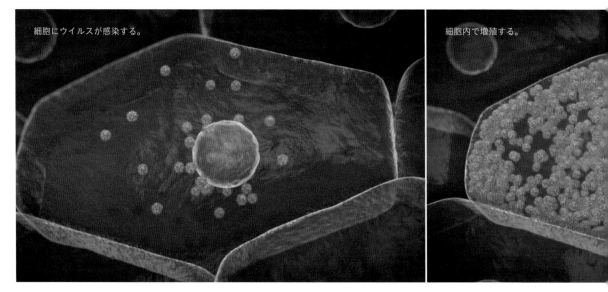

細胞にウイルスが感染する。

細胞内で増殖する。

ウイルスの複製・転写複合体（RTC）の模式図
新型コロナウイルスの遺伝情報から約30種類のタンパク質がつくられる。
それらのタンパク質のうち、 例えばNSP12はRNAを合成する酵素
（RdPp）であり、NSP13はRNAが絡んでしまうことを防ぐ「ヘリカーゼ」
という酵素の役割を果たす。こうしたタンパク質が10個ほど集まってウイ
ルスの複製と転写をDMVの中で行う。

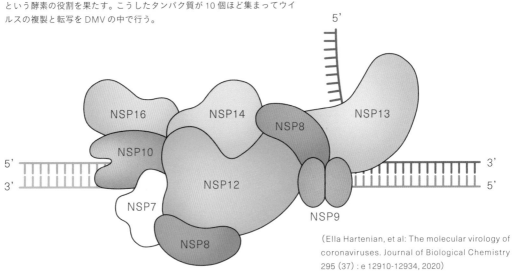

（Ella Hartenian, et al: The molecular virology of
coronaviruses. Journal of Biological Chemistry
295（37）: e 12910-12934, 2020）

ルスは「ゴルジ小胞」もしくは「リソソーム」と
いう小さな袋状の構造に取り込まれて、細胞外
に運ばれていく。このゴルジ小胞とリソソーム
には「フリン（furin）」とよばれるタンパク質分
解酵素が含まれていて、この酵素のはたらきに
よって新型コロナウイルスのスパイクタンパ
ク質のS1サブユニットとS2サブユニットの
間が切断される。フリンによるこの処理によっ
て、p. 20の感染メカニズムで紹介した、感染後

のS1とS2の構造変化がスムーズに行われる
状態になり、感染力が高まるのだ。このように
新型コロナウイルスは、ヒトの細胞がもつさま
ざまな細胞内小器官や酵素のはたらきを利用
したり、時には抑え込んだりしながら効率的な
増殖を果たすのみならず、さらには感染力を高
める性質をも兼ね備えた驚くべきウイルスだ
と言える。

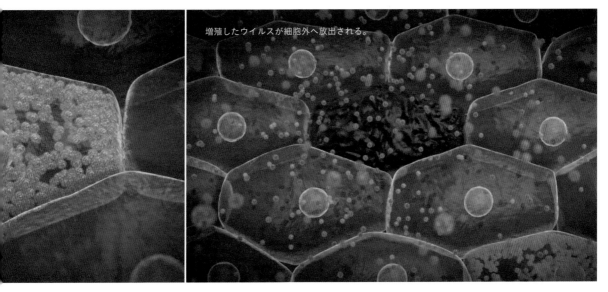

増殖したウイルスが細胞外へ放出される。

chapter 3

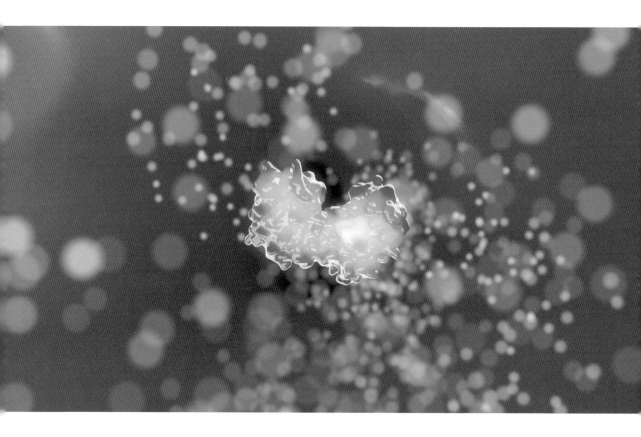

潜伏期間の攻防戦

新型コロナウイルス感染症の厄介な特徴が"見せかけの無症状"だ。
体内ではウイルスが増殖しているにもかかわらず、
症状が出ないまま周囲の人びとにウイルスをまき散らしていく。
そして突如として重症化させる。この間、人体では何が起きているのか。
潜伏期間のウイルスと免疫の攻防をたどる。

画像：無症状期間でも、人体とウイルスは攻防を繰り広げている。
その要となるのは、警報物質のインターフェロンだ。
（データ提供：日本蛋白質構造データバンク）

警報物質の放出を抑え込み、無症状を長引かせる

　人体第1の関門である粘膜を突破し、増殖を始めた新型コロナウイルス。感染者はどのような症状の経過をたどるのだろうか。2020年1月4日〜2月24日の間に報告された従来株の症例では、感染してから1〜14日、平均して5日目までは潜伏期間であり、無症状のまま経過すると報告されている[1]。普通の風邪ウイルスでは潜伏期間が1〜3日であることと比較すると、新型コロナウイルスの潜伏期間は長い。厄介なことに、無症状の間もウイルスは着々と増殖を続けており、口や鼻からウイルスが放出されはじめることがわかっている。この性質はウイルスの感染拡大にとって非常に有利となる。感染者は症状がないために普段通りに行動してしまい、無自覚なままウイルスを周囲にまき散らしてしまうからだ。番組では、実際にはウイルスに感染しているのにそうではないと見せかける厄介な状態を"見せかけの無症状"とよんだ。

　この"見せかけの無症状"の間に、感染者の体内ではいったい何が起きているのか。これは新型コロナウイルスのどのような能力によるものなのだろうか。じつは新型コロナウイルスには、人体に備わった免疫のしくみを抑え込むことで発症を遅らせるという性質があることがわかっている。免疫とは外界からやってくるウイルスなどの異物を識別し、身体を守るしくみのことだ。新型コロナウイルスはいくつもの方法でこの免疫をあざむいていく。その巧妙な

手口を知るために、前提となる免疫のしくみについて大まかに見ておこう。

　免疫のはたらきを担っているのは、人体に40種類以上もいる多種多様な免疫細胞たちだ。中でも主要な役割をもつのは、血液の成分として知られる白血球に分類される免疫細胞たち。白血球には好中球やマクロファージ、T細胞、B細胞などの免疫細胞がある。これらの細胞は血液中やリンパ節など、それぞれの場所で外部からの病原体の侵入に備えている。じつはすべての免疫細胞たちは兄弟のようなもので、造血幹細胞という1種類の細胞から分化することがわかっている（p.41図）。血液に含まれる赤血球や血小板も同じ細胞から分化したものだ。造血幹細胞から分化していくにしたがって、異なる役割をもつ細胞になり、それらが連携してはたらくことで人体をウイルスなどの病原体から守っている。

　免疫には大きく分けると「自然免疫」と「獲得免疫」の2つのしくみがある。chapter 2で紹介した粘膜が病原体にとって人体の第1の関門とすれば、第2の関門が自然免疫、そして最後の砦ともいえる第3の関門が獲得免疫だ。ウイルスが粘膜を突破し、細胞に感染するとはたらきはじめるのが好中球やマクロファージなど自然免疫の細胞たちだ。これらの細胞たちはウイルスなどの病原体を見つけ出すと、自分の細胞内に取り込んで分解して破壊していく。まるでバクバクと病原体を食べているように見えるそのはたらきは「貪食作用」とよばれている。ほかにも対ウイルス戦において重要なはたらきをもつ自然免疫の細胞に「ナチュラルキラー

1: ただしデルタ株やオミクロン株では潜伏期間が短くなっているという報告もある。

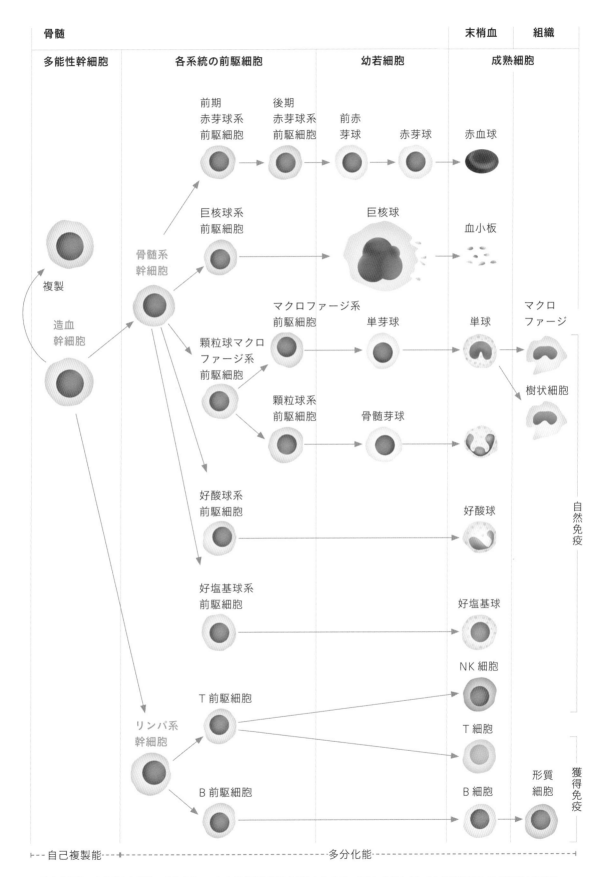

骨髄			末梢血	組織
多能性幹細胞	各系統の前駆細胞	幼若細胞	成熟細胞	

造血幹細胞はさまざまな細胞に分化する。これらは主要な段階を示したもので、さらに分類していくと免疫細胞は 40 種類以上になる。

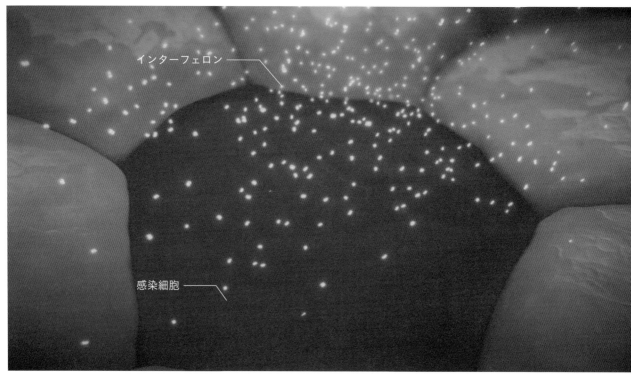

インターフェロン

感染細胞

病原体に感染した細胞は、インターフェロンなどを放出する。

細胞（NK細胞）」がある。このNK細胞はウイルスに感染した細胞を見つけ出して、ウイルスもろとも細胞を破壊するはたらきがある。

　こうして自然免疫の細胞たちがウイルスの増殖を食い止めている間に、準備を進めるのが最後の砦となる獲得免疫の細胞たちだ。代表的な細胞がB細胞とT細胞だ。くわしいはたらきについてはchapter 5で説明するが、先陣を切った自然免疫の細胞から病原体の特徴についての情報を受け取ることで敵の弱点を狙い撃ちにする抗体や、感染した細胞を効率的に破壊できるキラーT細胞をつくり出し、体内から病原体を一掃しようとはたらいてくれる。

　では、新型コロナウイルスはどのようにしてこうした免疫のはたらきを抑え込み、"見せかけの無症状"をもたらすのだろうか。ウイルスのターゲットとなる重要な物質がある。それが「インターフェロン（IFN: interferon）」や「炎症

性サイトカイン[2]」というタンパク質たちだ。通常、ヒトの細胞がウイルスに感染すると、インターフェロンや炎症性サイトカインがつくり出され、周囲の細胞や組織へ、さらに感染の状態がひどいときには血流に乗って全身に運ばれていく。インターフェロンを受け取った免疫細胞は、活性化してウイルスを攻撃する。インターロイキン6（IL-6）などの炎症性サイトカインで炎症反応を呼び起こし、炎症性サイトカインの一種で仲間を呼び寄せる「ケモカイン[3]」といった物質を放出する。集まってきた免疫細胞たちによってさらなるウイルスへの攻撃が進む。インターフェロンは免疫細胞たちを活性化してウイルスに対抗するための準備を整えさせ、主にウイルスの増殖を防ぐはたらきをもつ。

　ところが新型コロナウイルスは、免疫発動のスイッチとなるインターフェロンの放出を抑え込み、攻撃を開始させないように仕向ける

2: サイトカインとは免疫細胞から分泌される生理活性物質の総称で、自分自身やほかの細胞間の情報伝達を行う。
3: ケモカインとは免疫細胞から放出される生理活性物質の総称で、主に免疫細胞の移動を促すはたらきをもつ。

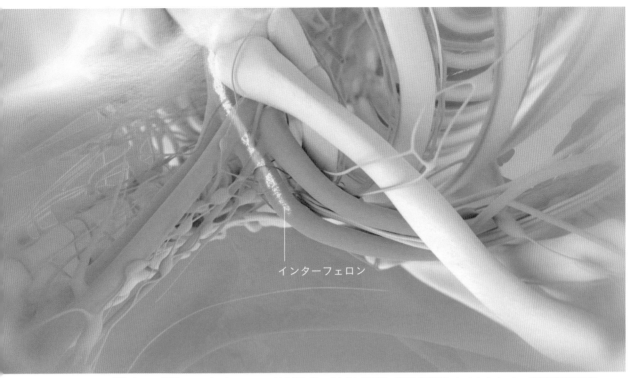

インターフェロン

ウイルス感染がひどい状況では、インターフェロンは血流に乗って全身に広がり、「緊急事態発生！」というメッセージを免疫細胞に伝える。

数々のしくみで対抗し、"見せかけの無症状"を引き起こす。免疫を発動させるべくインターフェロンをつくり出そうとする細胞内のメカニズムと、それを抑え込もうとする新型コロナウイルスの狡猾な能力。細胞内のミクロの世界で広げられる攻防の様子をくわしく見てみよう。

感染した細胞でつくられた警報物質が自然免疫を呼び覚ます

　免疫発動のスイッチとなるインターフェロンはどのようなしくみでつくり出されるのだろうか。

　「私たちの細胞には、細胞内に侵入してきた異物を敏感に感じ取るセンサーがあるんです。

そういうセンサーが反応することで、ウイルス感染への防御が始まります」

　そう教えてくれたのは、京都大学大学院医学研究科の竹内理教授だ。食べ物を口にしたときに、それが食べてよいものか悪いものかを判断するためのセンサーとして味覚があるように、細胞にも内部に侵入してきた物質が必要なものなのか、それとも排除すべき異物なのかを判断するためのセンサーがある。p.44の図は新型コロナウイルスの侵入をセンサーが検知したことをきっかけとして細胞内で引き起こされる連鎖反応を模式的に示したものだ。複雑なプロセスを経て、最終的にインターフェロンの放出へとつながっていることがわかる。

　病原体を感知するセンサーにはいくつもの種類があり、総称して「パターン認識受容体（PRRs: pattern-recognition receptors）」とよばれている。中でも新型コロナウイルスの感染では「レチノイン酸誘導遺伝子Ⅰ／メラノーマ分化関連タンパク質5（RIG-I/MDA5: retinoic acid

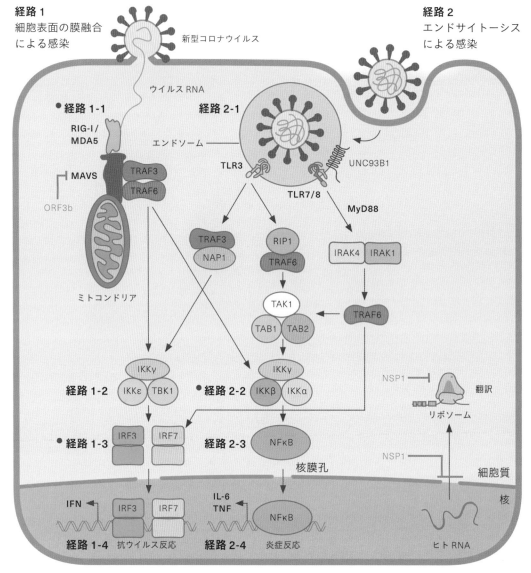

経路1
細胞表面の膜融合
による感染

経路2
エンドサイトーシス
による感染

新型コロナウイルスに感染した細胞で起こる反応。
（Joachim L. Schultze et al: COVID-19 and the human innate immune system. Cell 184（7）: 1671-1692, 2021 より改変）

inducible gene-I / melanoma differentiation-associated protein 5）」と「トル様受容体（TLR: Toll-like receptor）」の2種類のセンサーが重要なはたらきをしている。

　新型コロナウイルスが細胞に侵入する経路には2種類あることはすでにchapter 2で述べた。ヒトの細胞表面にあるACE2とTMPRSS2を利用して膜融合で入ってくる方法と、ACE2のみを使ってエンドサイトーシスという経路を使う方法の2種類だ。どちらの方法でウイル

スが侵入してくるかによって細胞内ではたらくセンサーが異なっている。上の図では、膜融合で入ってきた場合を経路1、エンドサイトーシスで入ってきた場合を経路2とした。

　経路1の膜融合による感染では、新型コロナウイルスの遺伝情報である1本鎖のRNAが細胞内に入ってくる。ヒトの細胞内には1本鎖のRNAはほとんど存在しない[4]。その異物を検知するセンサーとしてはたらくのが、先ほど紹介したRIG-I/MDA5という2つのタンパク質

4: 細胞がつくるmRNAは1本鎖RNAだが、外部からの1本鎖RNAとは区別できる目印がつけられている。

だ。RIG-I/MDA5 は 1 本鎖 RNA に結合することで構造が変化する性質がある。そして、細胞内小器官であるミトコンドリアの表面にある「MAVS（mitochondrial antiviral signaling）」という別のタンパク質に結合することで、その構造を変化させる。細胞内のタンパク質同士が結合して構造変化を起こしたり、その際にリン酸という物質を受け渡したりすることで、ウイルスの RNA が侵入してきたという情報をバトンリレーのように伝えていく（経路 1-2〜4）。経路 1-3 で情報を受け取った物質は核内へ移動し、ここでインターフェロン（IFN）をつくるための遺伝情報の読み取りを開始させる。そして最終的につくられたインターフェロンは細胞外に放出され、自分がウイルスに感染したという警報を周囲の細胞や血液中の免疫細胞たちに伝えることができる。

経路 2 のエンドサイトーシスによる感染において、新型コロナウイルスを検知するセンサーとしてはたらくのはトル様受容体（TLR）だ。TLR には約 10 種類の役割の異なる受容体が報告されているが、この経路では主に 3 種類の TLR（TLR3、TLR7、TLR8）がはたらき、新型コロナウイルスの RNA やその分解物を異物として検知する。それぞれの TLR ごとに、その後の情報伝達の経路は異なっている。

TLR3 で検知した場合では、情報伝達の経路が 2 本に枝分かれする。図中の TLR3 の経路は、途中から経路 1-2 に合流し、最終的にインターフェロンがつくられる。もう一方の経路 2-3 へと進んだ場合には「ＮＦκＢ」というタンパク質が核内へ移動し、炎症を引き起こす物質「腫瘍壊死因子（TNF: tumor necrosis factor）」や IL-6 などの炎症性サイトカインが最終的につくり出される。この IL-6 も自然免疫と関係し、マクロファージなどの自然免疫の細胞を活性化させるはたらきがある。

TLR7 または TLR8 の場合は、「ミエロイド系分化因子 88（MyD88: myeloid differentiation factor 88）」というタンパク質に情報を渡し、そのまま玉突きでシグナルを伝達し経路 2-2、経路 2-3 を経て炎症性サイトカインをつくる。また、途中から経路 1-3 へ進み、インターフェロンも放出する。

新型コロナウイルスに感染した細胞が放出したインターフェロンを周辺の細胞が受け取ると、その細胞は感染防御の態勢に入ることができる。ウイルスを分解するタンパク質や複製を阻止するタンパク質をつくれるようになるのだ。さらには感染細胞に放出された炎症性サイトカインによって自然免疫の細胞たちが感染部位に呼び寄せられ、一斉攻撃が開始される。自然免疫の細胞たちがウイルスを貪食すると、経路 2 のエンドソームで取り込むことになる。すると、p.42 の CG の感染細胞と同様に、自然免疫の細胞内でもインターフェロンや IL-6 がつくられ、相乗効果で自然免疫への警報が発せられることになる。

多くのウイルスはインターフェロン放出を抑制する手段をもつ

このような警報物質インターフェロンのは

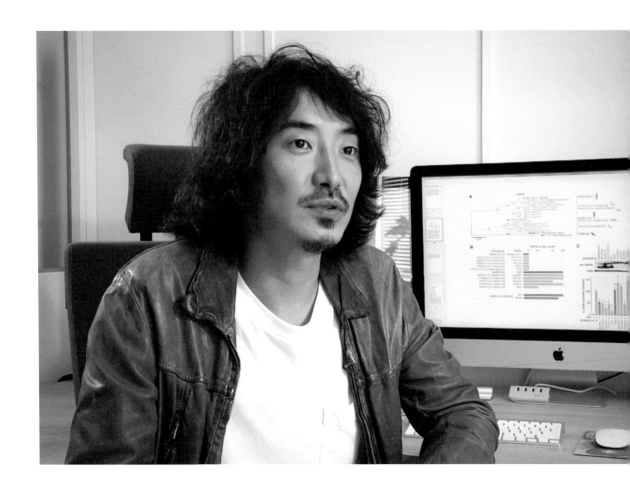

たらきを新型コロナウイルスはどのように抑え込むのだろうか。その鍵を握る物質が新型コロナウイルスのタンパク質「ORF3b」であることを突き止めたのが東京大学医科学研究所の佐藤佳教授らの研究チームだ。

「当初、SARSコロナウイルスより長さがかなり短くなっていた新型コロナウイルスのORF3bは、機能をもたないだろうと予測していました。ところが、実験を行ってみると新型コロナウイルスのORF3bはインターフェロンの産生を抑制するという結果になったのです」

新型コロナウイルスがヒトの細胞に感染すると、ウイルス由来のRNAが読み取られ、さまざまな種類のタンパク質がつくられる。その1つがORF3bだ。このORF3bはSARSコロナウイルスにも存在し、インターフェロンを抑制するはたらきがあることがわかっていた。し

かし、SARSコロナウイルスのORF3bのアミノ酸配列は平均153なのに対し、新型コロナウイルスではわずか22しかない。そのあまりの短さから、おそらく新型コロナウイルスのORF3bはインターフェロンを抑制する能力を失っているだろうと佐藤教授らは当初考えていたという。ところが実験をすると、予想とは正反対の結果が出た。なんと新型コロナウイルスのORF3bは、ORF3bがまったくはたらかなかった場合と比べて最大で10倍も強力にインターフェロンを抑え込むという結果が出たのだ。メカニズムの1つとして、SARSコロナウイルスのORF3bはp.44の図中の経路1-3にあるIRF3の核への移行を妨げることでインターフェロンの産生を抑え込んでいるが、新型コロナウイルスも同様の方法でインターフェロンを抑え込んでいる可能性がある。

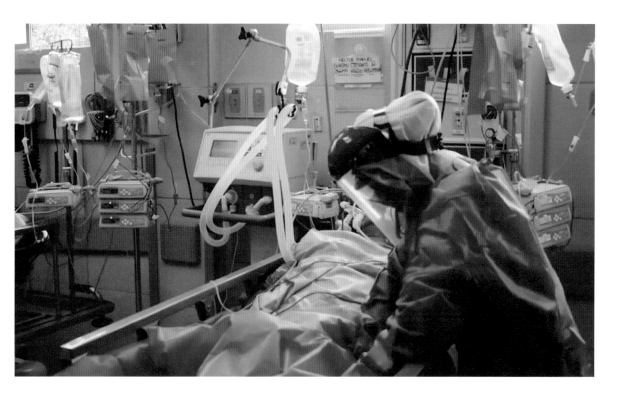

左：東京大学医科学研究所の佐藤佳教授は、「新型コロナウイルス感染症で重症化した人は、インターフェロンの産生量が低いということが報告されています。その結果ウイルスが全身に広がり、それが重症化につながっている可能性があると考えています」と語る。
上：2020年4月頃から、エクアドルでは急激に感染者が増加していた。（提供：TELEAMAZONAS）

想定外の実験結果はさらに続いた。佐藤教授らは、新型コロナウイルスのORF3bをつくる遺伝子に「終始コドン」とよばれる特別な塩基配列が含まれていることに気がついた。この終始コドンが含まれていると遺伝子の読み取りがそこでストップするため、ORF3bのアミノ酸配列が短くなる。しかし、もし仮に突然変異によって終始コドンがなくなり遺伝子全体が読み取られるようになれば、ORF3bのアミノ酸配列は長くなる。そうなればインターフェロンを抑制する能力がSARSコロナウイルス程度に弱くなるのではないかと佐藤教授らは予想した。そこで終始コドンを失わせてアミノ酸配列を長くしたORF3bを実験的に作成し、その性質を調べたところ、予想に反してもとの短いORF3bよりもさらに強力にインターフェロンの産生を抑え込むことが明らかになったのだ。

もちろんこれはあくまで実験上のことだが、ウイルスの感染拡大が進む中で実際にそのような突然変異がすでに起きている可能性もある。そこで佐藤教授らは、世界各国の研究者たちが新型コロナウイルスのゲノム情報を登録しているデータベースを使って、*ORF3b*遺伝子にどのような変異が起きているのかを調べてみることにした。その結果、佐藤教授らが実験したものと同じ長いORF3bタンパク質をつくり出す変異が見つかった。そのデータは地球の裏側、南米エクアドルから登録されたものであり、エクアドルの首都キトにあるサンフランシスコ・デ・キト大学病院のポール・カーディナスという医師が登録したことを突き止めた。佐藤教授らはカーディナス医師に連絡を取り、登録されたゲノムとその患者の症状について確認した。すると、長いORF3b配列をも

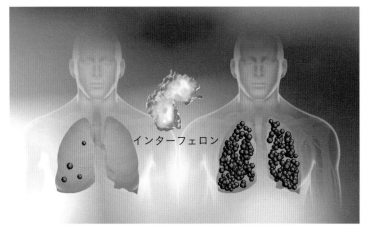

インターフェロンが産生されないと、ウイルスはわずか2日で1万倍にも増えるという報告もある。
（Kumari G. Lokugamage, et al: Type I Interferon Susceptibility Distinguishes SARS-CoV-2 from SARS-CoV. Journal of Virology 94(23): e01410-20, 2020）

つ新型コロナウイルスに感染していた2人の患者はともに重症化し、1人はなんと命を落としていたことがわかった。

　ORF3b遺伝子に変異をもつウイルスはどのような経緯で見つかったのか。患者の病状に何か違いはあったのか。番組でも、カーディナス医師への取材を試みた。

　「あるとき、39歳と40歳の兄弟2人が病院に運び込まれました。2人ともほぼ同時に重症化し、すぐさま集中治療室へ移されました。この年齢でここまで急速に悪化するなんて、どうもおかしいと感じたんです」

　カーディナス医師は取材にそう答えている。新型コロナウイルス感染症では高齢者ほど重症化のリスクが高まることが知られているが、健康な2人の兄弟の年齢は急速に重症化するには若すぎるものだった。そこでカーディナス医師は2人の兄弟から採取された新型コロナウイルスのゲノム解析に踏み切ったのだという。

　佐藤教授らの実験からは、エクアドルの兄弟から見つかったのと同じORF3b遺伝子の変異によって、新型コロナウイルス感染症ではただでさえ少なくなるインターフェロンの量はさらに減少し、なんと最大で1/20にまで減ることが判明している。また、別の研究ではインターフェロンが放出されないとわずか2日でウイルス量は1万倍にも増えるという報告もある。兄弟の体内では変異したORF3b遺伝子

のはたらきによってインターフェロンの放出が強力に抑え込まれ、その間に新型コロナウイルスが密かに大量増殖、そして突如として重症化してしまった可能性がある。

　2人がもっていたORF3b遺伝子の変異は、幸いなことにその後メジャーな変異として広がることはなかった。2022年3月時点で報告されている主要な変異株の中には見つかっていない。

　インターフェロンを放出させないようにするという策略をもつものは、なにも新型コロナウイルスに限ったことではない。先に出てきたSARSコロナウイルスはもちろん、インフルエンザウイルスやB型肝炎ウイルス、ヘルペスウイルスなど多くのウイルスが程度の差はあれ、インターフェロンの放出を抑え込むしくみをもっている。

　「むしろ、インターフェロンを抑え込むしくみをもたないウイルスはほぼいないと思います」と竹内理教授は言う。長崎大学高度感染症研究センターの柳雄介教授も、同様のことを教えてくれた。

　「多くのウイルスは宿主のインターフェロンのはたらきを抑えるしくみをもっています。ウイルスの増殖とインターフェロンのはたらきのバランスで、その後の経過、たとえばウイルス排除か、あるいはウイルス増殖による獲得免疫の誘導に向かうかが決まります」

多くのウイルスがターゲットにしていると
いうことは、それだけインターフェロンを抑え
込むという戦略はウイルスの生存にとって有
利なのだ。

新型コロナウイルスは ORF3b をつくるとい
う方法だけではなく、ほかにもインターフェロ
ンの放出を抑え込むしくみをもつ。p.44 の図の
経路のうち●がついた部分を見てほしい。完全
には解明されていないものの、この部分は新型
コロナウイルスによってタンパク質のはたら
きが止められ、反応が進まないように抑制され
ると考えられる場所だ。新型コロナウイルスは
感染した細胞からインターフェロンが放出さ

れないようにいくつもの経路を抑え込み、感染
が起こったことを自然免疫に気づかれないよ
うにする。私たちの免疫を初期の段階であざむ
いていると考えられるのだ。人体が気づかない
間に、私たちの体内では新型コロナウイルスの
増殖が続く。しかし、どんなにあざむいても感
染が広がればウイルス粒子や感染細胞からの
情報が漏れ出てくることになり、いずれ自然免
疫の知るところとなる。ここからはいよいよ免
疫の反撃と精緻なメカニズムを見ていこう。

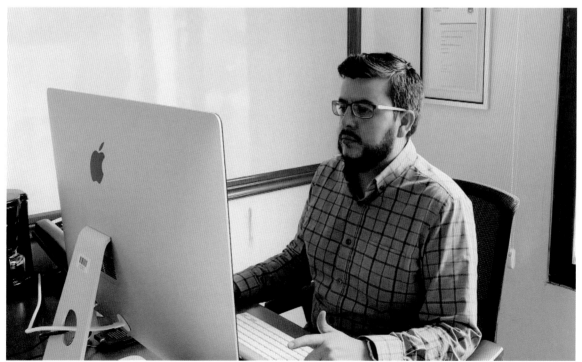

サンフランシスコ・デ・キト大学病院のポール・カーディナス医師は、重症化した兄弟が感染していた
新型コロナウイルスのゲノム解析を行い、その *ORF3b* 遺伝子に変化が起きていることを突き止めた。

chapter 4

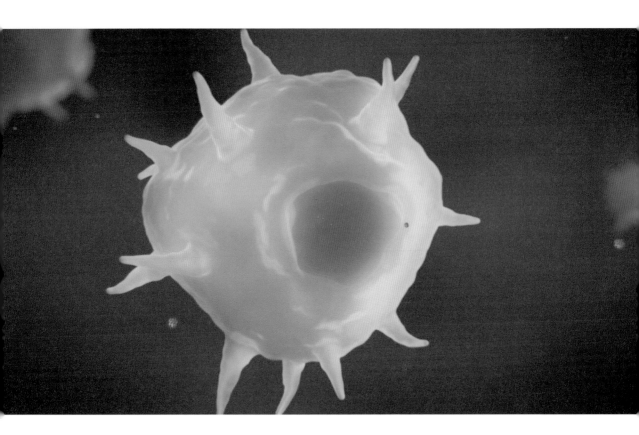

自然免疫の戦い

人体の免疫システム、第2の防御部隊は自然免疫だ。
我先にと現場に駆けつけて病原体を攻撃する愚直にも見える細胞たち。
いち早く、そして大量に感染部位に駆けつけ、
食べたり、毒物質を出したりしてウイルスや感染細胞を処理していく。
人体の中で病原体などの敵と、味方である自分自身を判別し、
前線でひたすらに戦い続ける。
私たちの小さな分身、自然免疫の活躍を追う。

画像：侵入してきた新型コロナウイルスに対して、
人体の第2の防衛隊・自然免疫が立ちはだかる。

感染現場の第一線で
総攻撃をかける自然免疫

　感染が起きたことを知らせるインターフェロンが放出されると、第2の関門となる自然免疫の細胞たちがはたらきはじめる。chapter 2で取り上げた粘膜などの物理的なバリアに加えて、このchapterで解説する自然免疫、そしてchapter 5の獲得免疫という3本の矢で、人体はウイルスなどの病原体との戦いに挑む。

　京都大学大学院医学研究科の竹内理教授は、自然免疫の重要性について次のように説明する。

　「自然免疫を担う細胞には、『こいつは悪いやつだ』『病原体だ』ということを判断する能力があります。獲得免疫は敵、味方を判別することはできません。自然免疫に敵の特徴を教えてもらうことで、その敵に特異的な攻撃を行います。ですから、自然免疫から獲得免疫への橋渡しが、免疫システム全体にとってとても重要な意味をもつことになります」

　自然免疫を担う細胞には、樹状細胞やマクロファージ、好中球、好酸球、好塩基球、ナチュラルキラー細胞（NK細胞）といった種類がある。こうした自然免疫の細胞たちの最も重要な戦い方は食べること（貪食）だ。病原体を自分の中に取り込み、酵素などを使って破壊する。さらに、マクロファージや樹状細胞に食べられたウイルスはエンドソームとして細胞内に取り込まれ、TLR（p.44）に感知される。そしてウイルスに感染した細胞と同じように、p.44図中の経路2を通してインターフェロンや炎症性サイトカイン（TNFやIF-6など）を放出することになる。

　じつは体内のほとんどの組織にその組織特有のマクロファージが存在していて、いち早く異常事態を感知できるように備えている。こうした組織マクロファージは、肝臓ではクッパー細胞、皮膚では組織球、肺では肺胞マクロファージなどとよばれ、担当している組織で異常事態が起きていないかをいつもチェックしている。

　感染細胞だけでなく組織特有のマクロファージからもインターフェロンや炎症

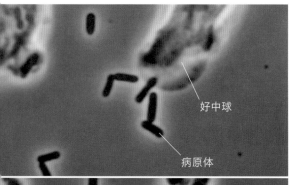

好中球

病原体

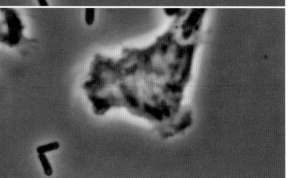

ターゲットとなる病原体に食らいつき、飲み込んで分解する好中球。自然免疫の細胞たちの最も重要な戦い方は病原体を食べることだ。
（提供：桜映画社）

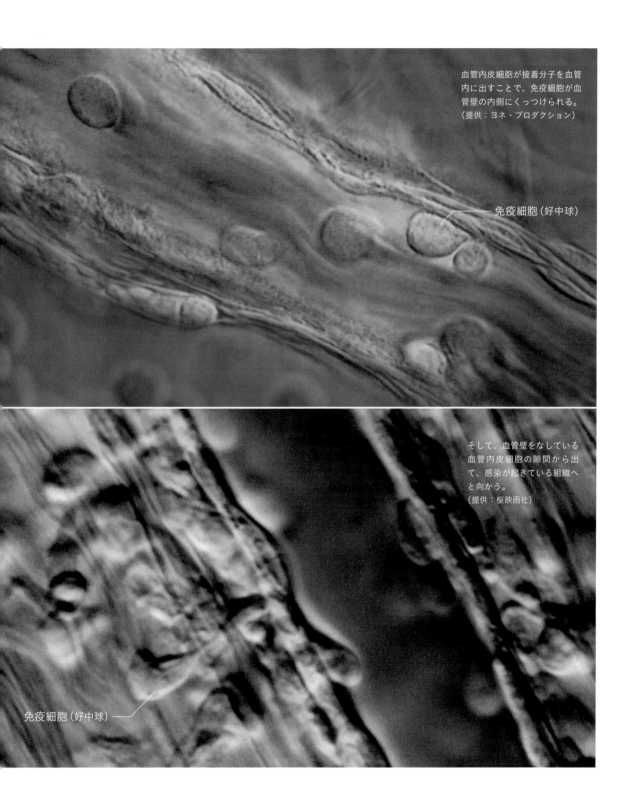

血管内皮細胞が接着分子を血管
内に出すことで、免疫細胞が血
管壁の内側にくっつけられる。
（提供：ヨネ・プロダクション）

免疫細胞（好中球）

そして、血管壁をなしている
血管内皮細胞の隙間から出
て、感染が起きている組織へ
と向かう。
（提供：桜映画社）

免疫細胞（好中球）

性サイトカインが大量に放出されるようにな
ると、感染部位ではさまざまな変化が起きる。
まず毛細血管が広がり、周辺の血流量が増加す
るとともに、血液が流れる速度が低下する。こ

れによって好中球などの自然免疫の細胞が感
染部位にとどまりやすくなる。さらに、血管を
構成している血管内皮細胞が免疫細胞をくっ
つける役割をもつ接着分子を血管の内側に出

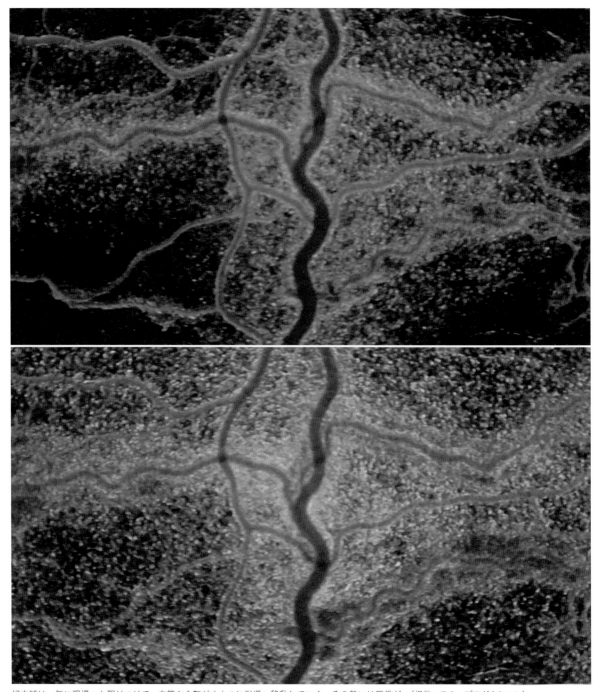

好中球は一気に現場へと駆けつけて、血管から転がるように現場へ移動していく。その勢いは圧巻だ。（提供：ヨネ・プロダクション）

す。これによって免疫細胞は血管内皮に接着し、血管内皮細胞の隙間を通り抜けて、感染現場となっている組織へ侵入できるようになる。このときの細胞の様子を顕微鏡映像で見ると、猛スピードで血管内を流れていた免疫細胞たちが血管壁の内側にへばりつき、コロコロと転がりながら次第に速度を緩めることがわかる。そして、最後は血管の壁の隙間から絞り出されるように感染した組織へと進んでいく。

炎症性サイトカインやその中でもケモカインによって呼び込まれ、血流を通して感染現場に真っ先にやってくるのは、好中球だ。好中球

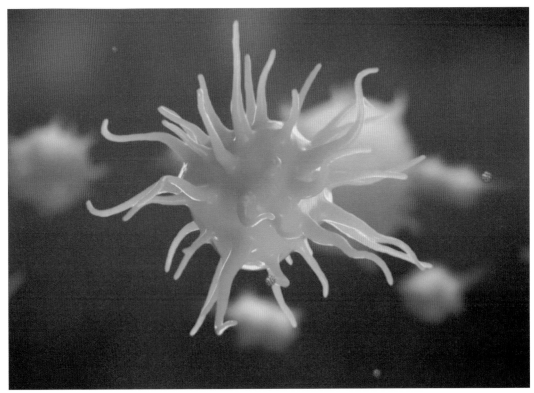

樹状細胞は、木の枝のような突起をもつ形状をしていることから、この名前がつけられた。
取り込んだ病原体の特徴を獲得免疫に伝える役割をもっている。

は、病原体や感染によって死んだ細胞の残骸を
パクパクと食べることで感染部位を掃除する
役割がある。それに続いてやってくるのは血液
中を巡回している単球で、血流に乗って単球の
形で感染部位までやってきて組織に入り「組織
マクロファージ」に分化したり、周囲の細胞た
ちが放つ情報しだいで樹状細胞やマクロ
ファージに分化したりする。樹状細胞やマクロ
ファージ、好中球といった細胞たちは、見た目
は単細胞生物のアメーバとよく似ている。p.52
で示した好中球が細菌を食べていく様子は、ま
さにアメーバが餌を食べているのと見まがう
ようだ。

　好中球などが大量にやってくる様子を顕微
鏡映像で見ると圧巻だ（p.54画像）。一気に駆け
つけて、わんさと血管から出てきて転がるよう
に現場へ移動していく。統率のとれた部隊のよ

うに、感染現場めがけて一斉に向かっていく様
子を眺めていると、まるで自分の身体の中に意
思をもった無数の生命体が暮らしているよう
にも思えてくる。しかしこれも自分自身だ。

　こうした自然免疫の中でも、特別な役割を果
たしているのが樹状細胞だ。見た目はマクロ
ファージとよく似ているが、樹状細胞は主に第
3の関門となる獲得免疫に対して病原体の特徴
を伝える役割をもつ[1]。その役割のために、樹
状細胞はきわめて多種類のウイルスに感染しや
すくなっている。細胞外のものを取り込むしく
みをもっていて、事実上あらゆる種類の病原体
についての情報を示すことができる。樹状細胞
と獲得免疫の連携については chapter 5 でくわ
しく取り上げるが、樹状細胞は免疫全体で考え
ても、中心的な役割を果たしているといえる。

1: ただし、マクロファージも基本的に同じ役割をもっているという考え方もある。

感染した細胞を
見つけ出し、破壊する
ナチュラルキラー細胞

　たいていは敵を貪食することでやっつけていく自然免疫の細胞たちだが、その中に異彩を放つものがいる。ナチュラルキラー細胞（NK細胞）だ。感染細胞が出すインターフェロンや、マクロファージが出す警報物質の1つインターロイキン12（IL-12）などによって活動しはじめる細胞で、ウイルス感染の初期に大活躍する。NK細胞はウイルスに感染した細胞を見つけ出し、パーフォリンやグランザイムといった物質を分泌して「細胞死」をもたらす。獲得免疫の一種でchapter 5に登場するキラーT細胞

も、NK細胞と基本的には同じ方法で感染細胞を破壊するのだが、攻撃できる細胞が異なっている。NK細胞の場合は、どんなウイルスであっても細胞がウイルスに感染していれば攻撃できる。一方のキラーT細胞では、ウイルスの特徴を認識し、新型コロナウイルスなど特定のウイルスに感染した細胞だけを見つけ出して攻撃する点に違いがある。

　では、自然免疫のNK細胞はどのように敵と味方を認識しているのか。じつはNK細胞がウイルスに感染した細胞を見分けるメカニズムはまだよくわかっていない。有力な仮説の1つとして注目されているのは、「HLAクラスⅠ（human leukocyte antigen class Ⅰ）」という人体のほとんど[2]の細胞がもっている“手”のような形をしたタンパク質に関するものだ。私たちの細胞では、細胞内にウイルスなどの異物が入

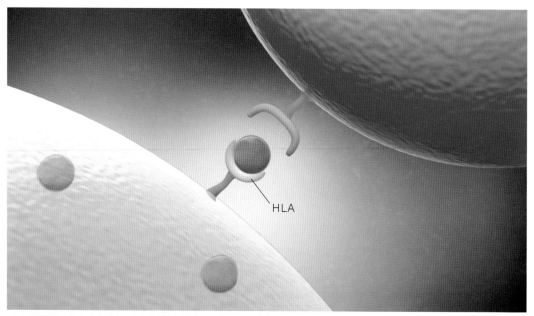

HLAは細胞内に取り込んだものを免疫細胞に掲げる“手”のような役割を果たしている。

り込むと、その断片をHLAクラスⅠの"手"に乗せて細胞表面に突き出す。もし細胞の表面にウイルスの断片が乗ったHLAクラスⅠがあれば、その細胞はウイルスに感染していると判断できる。獲得免疫のキラーT細胞では、これを目印にして感染している細胞を見つけ出し破壊することができる。一方のNK細胞だが、じつはウイルスの断片を認識することができない。その代わりに認識していると考えられているのがHLAクラスⅠそのものだ。ウイルスに感染した細胞からインターフェロンが放出されはじめると、その情報を受け取った周囲の正常な細胞は自分がウイルスに感染していないことを証明しようと自分自身のタンパク質断片を掲げたくさんのHLAクラスⅠを細胞表面に突き出すことがわかっている。NK細胞はHLAクラスⅠがたくさん細胞表面上に出ているという情報によって、正常な細胞を認識し、逆にそれ以外の細胞はウイルスに感染していると見なして攻撃をしている可能性がある。

また別の仮説としては、NK細胞は糖が鎖のように連なった「糖鎖」を認識する複数の受容体をもち、これらと感染細胞の表面にある糖鎖が結合すると臨戦態勢に入るのではないかと考えられている。糖鎖はしばしばウイルスや細菌の目印となる。ただしNK細胞が攻撃を始めるためには、受容体と糖鎖との結合に加えて、HLAクラスⅠが必要となる。糖鎖を認識する受容体が反応し、なおかつHLAクラスⅠがなくなったり、減っていたり、構造変化を起こしていた場合には、NK細胞は攻撃を開始すると考えられている。

免疫力のあるときには病原性を示さず、弱ってくると病原性を発揮する「日和見感染」をすることが知られているサイトメガロウイルス（CMV）や単純ヘルペスウイルス（HSV）は、HLAクラスⅠが宿主細胞の表面に出ないようにすることで、自らが感染していることを免疫細胞に悟られないよう偽装する。こうした戦略をとる病原体を好物とするのがNK細胞だ。ほかの信号はあるのにHLAクラスⅠが認識できないことで、NK細胞は「これは攻撃対象だ」と認識できる。その証拠にNK細胞の機能がうまくはたらかないと、獲得免疫が正常であってもサイトメガロウイルス感染症やヘルペスウイルス感染症を発症することが知られている。

感染細胞を次々と破壊できる自然免疫のNK細胞がメインではたらいている間はウイルスの増殖は抑えられるが、ウイルスの除去までには至らない。ウイルスを人体から退治するためには、第3の防衛部隊である獲得免疫のはたらきが必要になる。

2：たとえば赤血球はこのHLAクラスⅠをもっていない。マラリアを引き起こすマラリア原虫は、赤血球のHLAクラスⅠがないという性質を利用して赤血球に感染する。攻撃を加えるはずの免疫細胞にはHLAをもっていない赤血球に敵が潜んでいることを判別できないのだ。マラリア原虫は赤血球に忍び込むことで特別なシールドを手に入れていることになる。

chapter 5

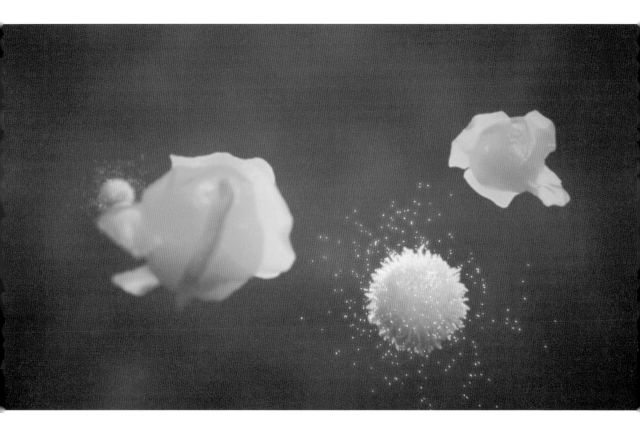

獲得免疫の戦い

免疫システム第3の防衛部隊・獲得免疫。この免疫細胞たちの
はたらきによって初めて、ウイルスを体内から排除することが可能になる。
自然免疫との連携プレーによって獲得免疫が始まり、
獲得免疫に関わる免疫細胞同士の協力によって人体最強の武器・抗体が、
そして最後の兵隊・キラーT細胞が生み出される。

画像：第3の防衛部隊・獲得免疫。獲得免疫を担う細胞には
大きくT細胞とB細胞がいる。

獲得免疫をスタートさせる
樹状細胞の活躍

　新型コロナウイルスなどの病原体に感染し、無症状の潜伏期間が終わると、高熱や息苦しさなどの症状が出はじめる。自然免疫の細胞たちだけではウイルスの増殖を食い止められなくなると、いよいよ第3の関門となる獲得免疫の細胞たちが動きはじめる。敵をねらい撃ちにする「抗体」や「キラーT細胞」の強力な攻撃で、体内からウイルスを一掃しようとはたらいてくれる。

　獲得免疫を担う細胞には、大きく分けるとT細胞とB細胞の2種類がある。さらにT細胞には、ウイルスに感染した細胞を破壊する「キラーT細胞（別名：細胞傷害性T細胞、CD8陽性T細胞）」と、B細胞に司令を与える「ヘルパーT細胞（別名：CD4陽性T細胞）」がある。B細胞は抗体とよばれるミサイルのような飛び道具によってウイルスの感染を阻止する免疫細胞だ。

　血液中や組織を常にパトロールしている自然免疫の細胞たちとは異なり、獲得免疫のT細胞やB細胞は常にはたらいているわけではない。普段は活性化していない休止した状態でリンパ節などの免疫器官の中で待機したり、全身のリンパ節を巡回したりしている。こうした休止した状態のT細胞とB細胞はそれぞれ「ナイーブT細胞」「ナイーブB細胞」とよばれている。だが、新型コロナウイルスの感染のような緊急事態が伝えられると活性化を開始し、戦闘態勢に入っていく。

　ではナイーブT細胞やナイーブB細胞に緊急事態を知らせ、休止状態から目覚めさせること

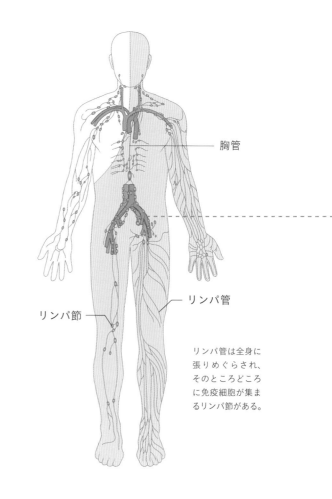

胸管

リンパ管

リンパ節

リンパ管は全身に張りめぐらされ、そのところどころに免疫細胞が集まるリンパ節がある。

とができるものは何なのか。それこそがすでに紹介した自然免疫の細胞、樹状細胞だ（p.55）。樹状細胞は言ってみれば"伝令役"の細胞だ。ウイルス感染の現場から敵の特徴に関する情報を持ち帰り、ナイーブT細胞に伝える役割がある。

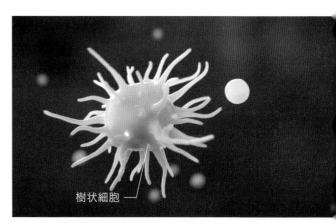

樹状細胞

病原体を取り込んだ樹状細胞はリンパ節へと向かう。

リンパ管とリンパ節

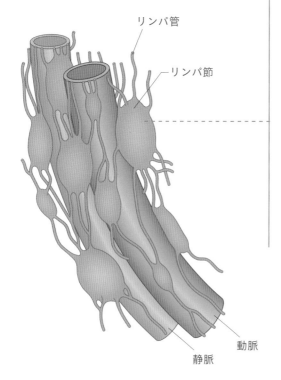

リンパ管

リンパ節

動脈

静脈

リンパ節の構造

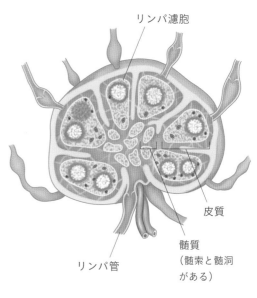

リンパ濾胞

皮質

髄質
（髄索と髄洞
がある）

リンパ管

　新型コロナウイルスの感染初期には、樹状細胞もマクロファージや好中球などほかの自然免疫の細胞と同じように、サイトカインやケモカインのはたらきによって感染現場に集結し、インターフェロンのはたらきによって活性化する。そこで樹状細胞はウイルスの断片や感染

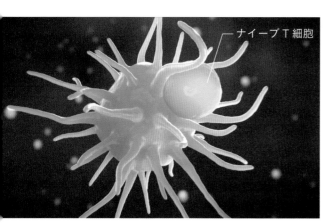

ナイーブＴ細胞

そして、リンパ節で休止状態のナイーブＴ細胞と出会う。

細胞の欠片などをパクパクと貪食し、自らの細胞内に取り込む。このとき、樹状細胞に取り込まれた断片こそが、獲得免疫の細胞に伝えられる新型コロナウイルスの特徴を示す重要な情報となる。貪食を終えた樹状細胞は、全身に張りめぐらされたリンパ管を通って獲得免疫の細胞たちが待機しているリンパ節へと移動する。人体には300〜600個ほどのリンパ節があり、獲得免疫を担う細胞たちの養成所のような役割を果たしている。リンパ節の中には、主にＴ細胞がいる場所（Ｔ細胞領域）とＢ細胞がいる場所（Ｂ細胞領域）が存在している（p.69下図）。ウイルスの情報をもった樹状細胞はまずＴ細胞が集まっているＴ細胞領域に行く。ナイーブＴ細胞に情報を伝えて、休止状態から活性化させるためだ。

　このとき、樹状細胞はどのようにしてナイーブＴ細胞に情報を伝えるのか。それには樹状細

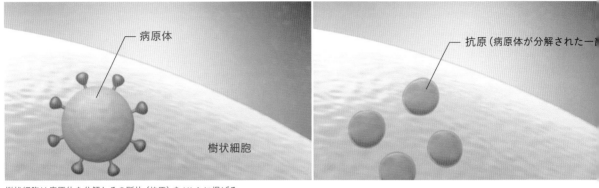

病原体

樹状細胞

抗原（病原体が分解された一部

樹状細胞は病原体を分解しその断片（抗原）を HLA に掲げる。
この抗原を認識できるナイーブ T 細胞だけが活性化される。

胞の貪食という戦い方が深く関わっている。樹状細胞は、貪食によって取り込んだ新型コロナウイルスの断片をエンドソームでさらに細かく砕いて、「抗原」とよばれる短いタンパク質に分解する（上図）。そして、その抗原を HLA という“手”に乗せて、細胞表面に差し出す。自然免疫の NK 細胞が敵か味方かを判断するのに利用していたのは人体のほとんどの細胞がもつ HLA クラス I という“手”（p.56）だったが、樹状細胞は HLA クラス I に加えて、HLA クラス II という特別な“手”をもっている。じつはこの HLA クラス II という“手”こそが、ナイーブ T 細胞の活性化を促し、獲得免疫を発動させる要だ。

　樹状細胞は HLA クラス I と HLA クラス II の両方に抗原を乗せてナイーブ T 細胞に提示する。この抗原の情報を受け取ったナイーブ T 細胞は、活性化した機能できる T 細胞へと成長を始めていく。樹状細胞のように HLA クラス II に抗原を乗せて獲得免疫に知らせることができる細胞は「抗原提示細胞」とよばれ、自然免疫と獲得免疫の間を橋渡しするきわめて重要な役割を担っている。

　抗原を提示されたナイーブ T 細胞が活性化するためにはもう 1 つ重要な条件がある。それは、樹状細胞が HLA クラス II に掲げた抗原

を、ナイーブ T 細胞自身がもつ「T 細胞受容体（TCR: T cell receptor）」で認識できることだ。TCR も先ほどの HLA と同じように“手”のような形をしたタンパク質だ。リンパ節の T 細胞領域にはたくさんのナイーブ T 細胞がいるが、じつはそれぞれのナイーブ T 細胞がもっている TCR の“手”の形には多様性があり、それぞれが異なった形をしている。樹状細胞はたくさんのナイーブ T 細胞の中から、自らの HLA クラス II に乗せた抗原を認識できる形の TCR をもった細胞を探して動き回る。特定の抗原を認識できるナイーブ T 細胞に出会える確率は 1 万〜100 万個に 1 個と推定されている。多くても 1 万個のナイーブ T 細胞のうち、たった 1 つだけが樹状細胞のウイルス断片を認識できることを想像すると、まるで奇跡のような状況だ。しかし実際にそれは体内で実現する。樹状細胞がもつ抗原を認識したナイーブ T 細胞は、次々と自らのクローンをつくり、その数を増やしながら、活性化した T 細胞へと変化していくのだ。

　T 細胞には、前述の通りウイルスに感染した細胞を破壊するキラー T 細胞と、B 細胞に指令を与えるヘルパー T 細胞の 2 種類がある。リンパ節の中で休止状態から活性化し、たくさんのクローンをつくったキラー T 細胞は、血流に

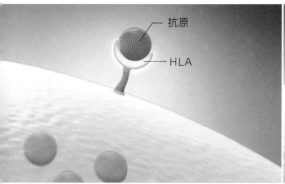
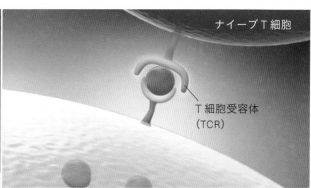

樹状細胞は抗原を掲げた HLA と、補助刺激因子という別に刺激を送り込むものをもっている。ナイーブ T 細胞はそれら 2 種類を認識することで初めて活性化する。

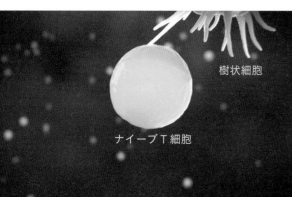
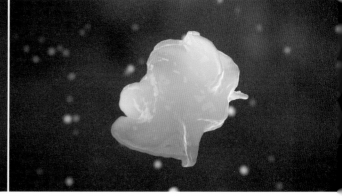

樹状細胞の掲げたウイルス断片（抗原）と休止状態のナイーブ T 細胞のもつ情報が一致すれば、そのナイーブ T 細胞はたちまち活性化する。

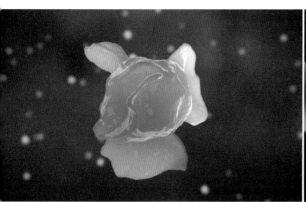
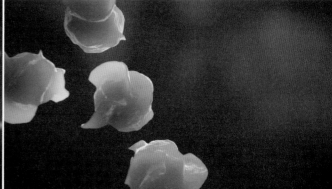

活性化した T 細胞は、自らが放出する生理活性物質（サイトカイン）によってたくさんの自分自身のクローン細胞をつくる。

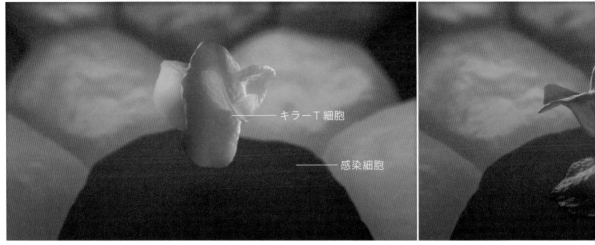

キラーＴ細胞

感染細胞

キラーＴ細胞は感染した細胞がある現場へ向かう。

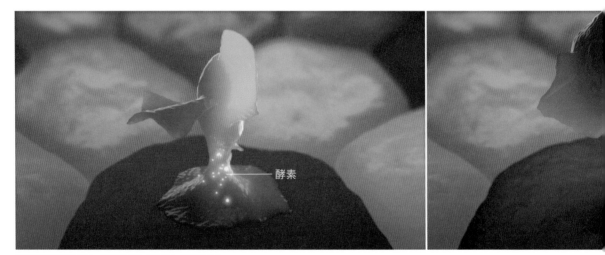

酵素

感染細胞に穴をあけ、酵素を注入することで破壊する。

乗って感染現場へ急行する。そして攻撃対象となる、新型コロナウイルスに感染した細胞を見つけ出そうと動き回る。このときに役立つのが、樹状細胞から教えられた新型コロナウイルスの抗原の情報だ。じつは新型コロナウイルスに感染した細胞では、免疫細胞に対して自らがウイルスに感染していることを伝えようと、細胞表面のHLAクラスIの上にウイルスの断片（抗原）を乗せて掲げている。「ウイルスに感染しているぞ！」と感染細胞自身が目印を出しているのだ。キラーＴ細胞は感染現場の細胞がHLAクラスIに掲げたウイルスの断片が、自分の

TCRで認識できるかどうかを素早く照合する。これが一致すれば、その細胞は新型コロナウイルスに感染していると見なして、すぐさま攻撃を開始する。キラーＴ細胞の攻撃の様子を捉えた貴重な顕微鏡映像を p.66 に示した。キラーＴ細胞は感染細胞を見つけ出すと、まずパーフォリンという酵素で細胞膜に穴をあける。そしてグランザイムという別の酵素を分泌して、細胞もろともウイルスを破壊する。バラバラになった感染細胞と新型コロナウイルスの残骸は、マクロファージや好中球などの自然免疫の細胞によって貪食され、そこから感染が広がっていか

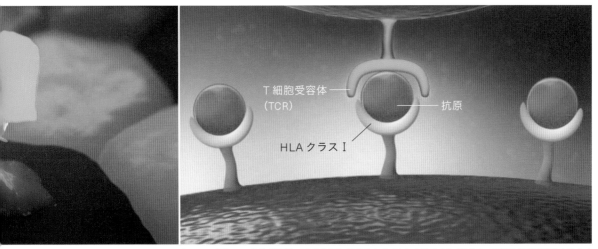

T 細胞受容体
（TCR）

抗原

HLA クラス I

キラー T 細胞は、自分が認識できる抗原と同じものを HLA クラス I に掲げている細胞を感染細胞と見なす。

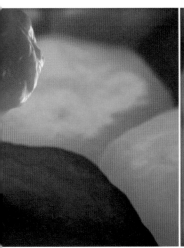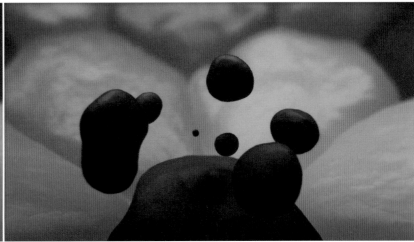

ないように食い止められる。

　感染細胞をねらい撃ちにできる獲得免疫の
キラー T 細胞と、それによく似たはたらきをす
る自然免疫の NK 細胞は、総称して「細胞性免
疫」とよばれている。この細胞性免疫のはたら
きは、新型コロナウイルス感染症の重症化予防
に大きな効果を発揮する。新型コロナウイルス
の製造工場になってしまった感染細胞をいち
早く探し出し、増殖したウイルスが周囲の細胞
へ感染を広げる前に食い止めてくれるからだ。

　ところが新型コロナウイルスには、キラー T
細胞のはたらきを弱める特殊な能力があるこ

とが報告されている。その能力とは、感染細胞
が「ウイルスに感染しているぞ！」という情報
をキラー T 細胞に伝えるために使う HLA クラ
ス I を新型コロナウイルスが分解してしまう
という驚くべきものだ。新型コロナウイルスが
つくる「ORF8」というタンパク質は、感染細胞
内でつくられた HLA クラス I と結合できる性
質がある。ORF8 と結合した HLA クラス I は
私たちの細胞にとって“異物”として認識され
てしまう。そして細胞内にそもそも備わってい
る異常なタンパク質を分解するしくみによっ
て、大切な HLA クラス I が新型コロナウイル

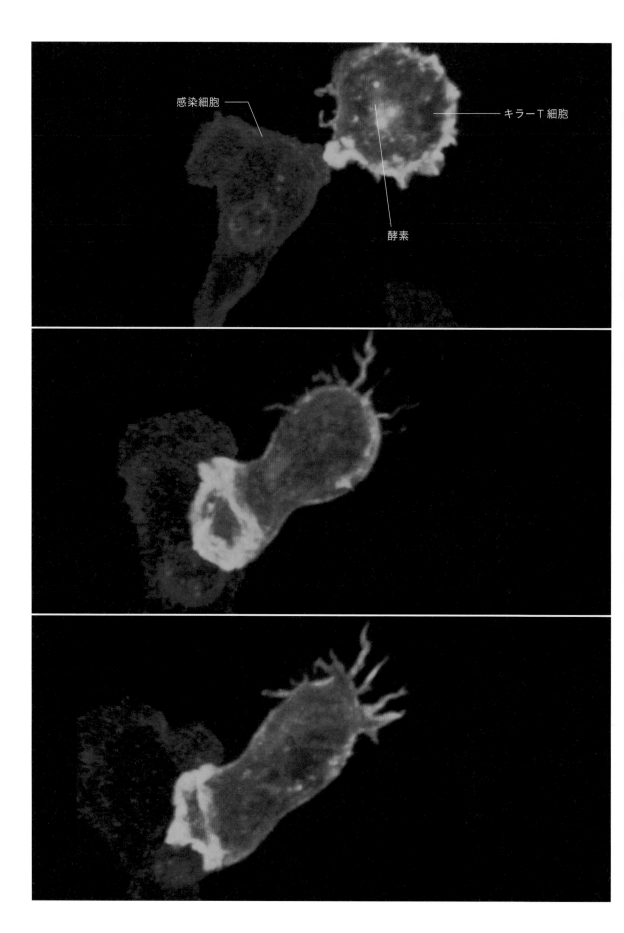

感染細胞

キラーT細胞

酵素

スの ORF8 もろとも分解されてしまうのだ。感染細胞の表面にウイルス断片を乗せた HLA クラス I がなければ、キラーT細胞は新型コロナウイルスに感染した細胞であると認識できなくなってしまう。このような能力は新型コロナウイルスに特有のものである可能性が高い。重症化リスクの高い高齢者では、とりわけ T 細胞の機能が低下している可能性がある。近縁のSARS コロナウイルスにも ORF8 をつくる遺伝子が存在するが、新型コロナウイルスの遺伝子とは 20% しか一致しておらず、タンパク質のはたらきも大きく異なると予想されている。

　ここまで見てきたように、新型コロナウイルスには自然免疫のインターフェロンを抑え込む ORF3b や、キラーT細胞のはたらきに欠かせない HLA クラス I の分解を誘導する ORF8 など、私たちの免疫をすり抜けようとする厄介な能力がある。だが、獲得免疫にはもう 1 つの強力な武器が存在している。それが B 細胞のつくり出す抗体だ。樹状細胞からの情報伝達を受けたヘルパーT細胞がナイーブ B 細胞を刺激し、多種多様な抗体をつくり出していく精巧なしくみを見ていこう。

免疫の武器、抗体はしだいに強化されていく

　キラーT細胞と並ぶ獲得免疫のもう 1 つの柱が、B 細胞によってつくり出される「抗体」だ。その正体は「免疫グロブリン（Ig: immunoglobulin）」ともよばれる小さなタンパク質だ。大きさはわずか 10 nm（10 万分の 1 mm）。B 細胞はそのナノサイズの抗体をまるでミサイルを連射するかのように分泌して、新型コロナウイルスを攻撃する。抗体という言葉自体は新型コロナウイルスワクチンの効果を伝えるニュースの中でも繰り返し使われ一般的なものとなったが、それが実際にどのようなはたらきでウイルスを抑え込むのかはそれほど知られていないのではないだろうか。抗体は主に 4 つのはたらきでウイルスと戦っている。

　1 つめは、「中和」とよばれる作用だ。これは新型コロナウイルスがもつスパイクタンパク質の受容体結合ドメイン（RBD, p.17）に抗体が結合することで、ヒトの細胞の ACE2 との結合を阻止し、ウイルスの感染力を失わせる。ワクチン接種の効果を調べる際にも、抗体の中和能力がその指標として使われている。

　2 つめは、「オプソニン化」とよばれる作用で、抗体が新型コロナウイルスに結合することで自然免疫のマクロファージや好中球などの貪食作用を促進するはたらきだ。オプソニン化は白いご飯にかけると美味しくなるふりかけに例えられることもある。

　3 つめは、「補体活性化」とよばれる作用だ。「補体」とは血液中に含まれるタンパク質で、C1〜C9 までの 9 種類があり、その名の通り抗体のはたらきを補助するはたらきがある。補体は抗体と結合することで活性化し、複数の補体が寄り集まった複合体をつくる。そしてウイルスなどの病原体の表面に結合すると穴をあけて破壊する。さらに、補体が病原体に結合することでもオプソニン化が起こり貪食を促進するはたらきもある。

　4 つめは、「抗体依存性細胞傷害（ADCC:

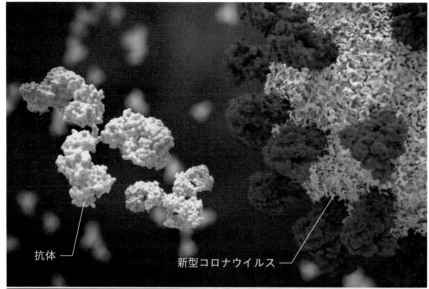

抗体

新型コロナウイルス

B細胞から放出された抗体は、認識可能な病原体に攻撃を仕掛ける。

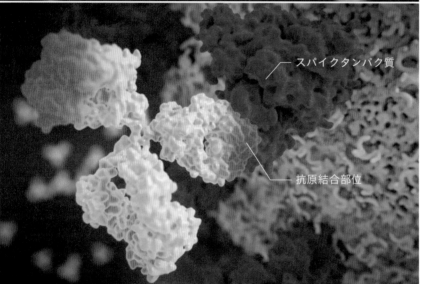

スパイクタンパク質

抗原結合部位

抗体は、Yの字型の2つに分かれた先端部分にある、抗原結合部位でウイルスなどの病原体の一部を認識する。新型コロナウイルスに対してつくられた抗体の場合は、多くがスパイクタンパク質部分がターゲットとなる。

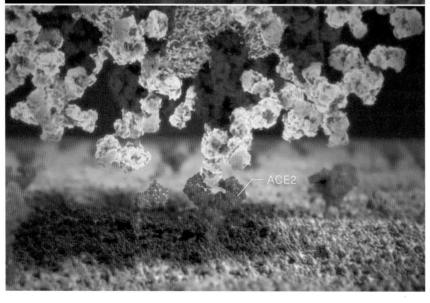

ACE2

抗体は、新型コロナウイルスが細胞に侵入するときに鍵となるRBDとくっつき、鍵穴となるACE2との間に入って物理的に感染を防ぐなどの方法で感染を防ぐ。また、自然免疫がウイルスを食べやすいようにする効果ももつ。

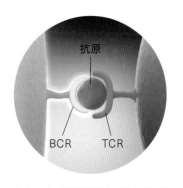

ナイーブB細胞が活性化するためには、B細胞受容体（BCR）でウイルスの一部を認識することと、同じウイルスの一部を認識するヘルパーT細胞の協力が必要となる。

antibody-dependent cell-mediated cytotoxicity）」とよばれる作用だ。感染細胞の表面にくっついて、感染細胞の存在をNK細胞やマクロファージに知らせることができる。

　このようにB細胞が分泌する抗体は、それ自体がウイルスの感染力を無効化する強力な武器となるだけでなく、マクロファージなどの自然免疫の細胞や、補体などのタンパク質などを活性化することで免疫全体の攻撃力を高める役割を担っている。まさに免疫の要ともいえるB細胞だが、普段はリンパ節の中で休止したナイーブB細胞として待機している。そこから、抗体を分泌できる活性化したB細胞へと成長させるのがヘルパーT細胞だ。

　リンパ節のT細胞領域で活性化したヘルパーT細胞は、たくさんのナイーブB細胞が待機しているB細胞領域との境界に移動する（右下図）。ここでヘルパーT細胞は、新型コロナウイルスを認識できる抗体をつくる能力をもったナイーブB細胞を探して動き回る。このとき、ヘルパーT細胞はどのようにして有望なナイーブB細胞を見つけ出すのだろうか。手がかりとなるのが、ヘルパーT細胞が活性化する際に樹状細胞から提示された新型コロナウイルスの抗原の情報だ。ヘルパーT細胞の表面には、樹状細胞が提示した抗原をうまく認識できるT細胞受容体がある。じつは、ナイーブB細胞の表面にも抗体の材料となる「B細胞受容体（BCR）」とよばれる手のような形のタンパク質が突き出している。このBCRにもTCR（T

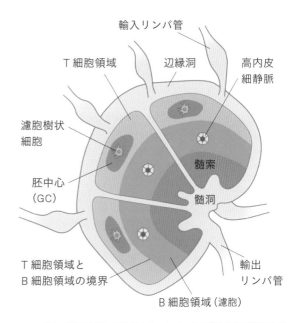

リンパ節の内部。活性化したヘルパーT細胞はT細胞領域とB細胞領域の境界部分へと移動し、自身がもつT細胞受容体（TCR）が認識できる抗原をもっているナイーブB細胞と出会う。するとナイーブB細胞は、そのヘルパーT細胞を中心として自分自身のクローンを生み出す胚中心をつくる。濾胞樹状細胞は表面に抗原をつかまえていて、胚中心の発生に重要な役割を果たす。

細胞受容体）と同様に著しい多様性があり、ナイーブB細胞ごとに"手"の形がそれぞれ異なっている。ヘルパーT細胞は自身のTCRが認識できる新型コロナウイルスの抗原にうまく結合できるBCRをもったナイーブB細胞を探して回るのだ。BCRはそのまま抗体の材料となるため、新型コロナウイルスの抗原にうまく結合できるBCRの形のものが見つかれば、中和などさまざまな作用をもつ抗体をつくる

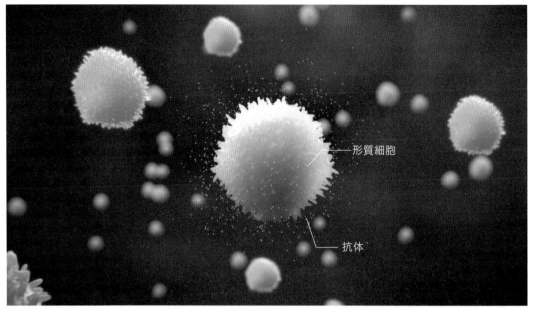

形質細胞

抗体

活性化したナイーブB細胞は形質細胞に分化し、抗体を分泌できるようになる。

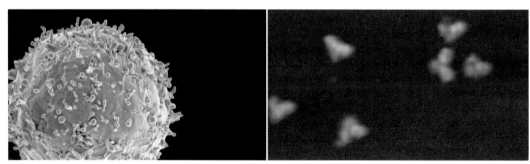

左：B細胞（形質細胞）の顕微鏡画像。（提供：NIAID）
右：抗体の顕微鏡画像。抗体はYの字のような形をしている。（提供：生体分子計測研究所）

ことができるというわけだ。そして、ぴたりと結合できるBCRをもったナイーブB細胞を見つけ出すと、ヘルパーT細胞とナイーブB細胞が共同して、抗体を分泌する活性化したB細胞を大量につくるために特別な場所をリンパ節の中につくり出す。それが「胚中心（GC: germinal center）」とよばれる構造だ。この胚中心では1個のナイーブB細胞からおよそ1,000個もの活性化したB細胞がつくり出される。

リンパ節につくられた胚中心は、最初の感染からだいたい3〜4週間存在し次第に大きくなっていく。

この間、胚中心ではB細胞の数が増えていくだけでなく、優れた抗体をつくるための重要な反応が起きている。それが「体細胞高頻度突然変異」という現象だ。胚中心ではB細胞が分裂して自らのクローンをつくっていくのだが、その際に抗体をつくる遺伝子にしばしば突然変異が起きる。この変異によって、つくられる抗体の形状にバリエーションが生まれる。抗体はYの字型をしているが、二股に分かれたYの先の部分、ちょうど新型コロナウイルスに結合する部分の形が変化するのだ。このしくみによって抗体の多様性を生み出すことで、新型コロナウイルスに対してより中和作用の高い抗体がつくられると考えられる。

もう1つ胚中心で起こる重要な抗体の変化に「クラススイッチ」がある。B細胞が分泌す

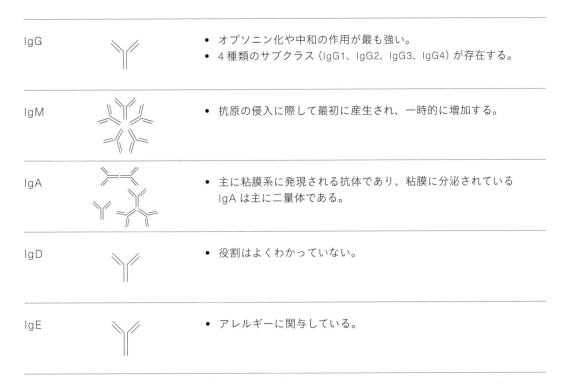

IgG		• オプソニン化や中和の作用が最も強い。 • 4種類のサブクラス（IgG1、IgG2、IgG3、IgG4）が存在する。
IgM		• 抗原の侵入に際して最初に産生され、一時的に増加する。
IgA		• 主に粘膜系に発現される抗体であり、粘膜に分泌されている 　IgA は主に二量体である。
IgD		• 役割はよくわかっていない。
IgE		• アレルギーに関与している。

クラススイッチで生み出される抗体の種類と特徴（提供：医学生物学研究所）

る抗体には構造の異なる5種類があり、これを抗体のアイソタイプという（上図）。クラススイッチとは、B細胞から分泌される抗体のアイソタイプが、感染が始まってからの時間や状況に応じて切り替わる（スイッチする）ことをいう。感染初期に分泌されるのは手裏剣のような姿をしたIgMだ。Y字構造を5つセットにすることで病原体を凝集させるはたらきや、補体を活性化させる効果が高いとされている。その後、感染が進みウイルス量が増えていくと、クラススイッチによってより強力なIgGが分泌されはじめる。IgGは中和作用が強くウイルスの感染力を無効化するのに優れている。また、自然免疫の細胞に食べられやすくするオプソニン化の効果も高まる。IgAは粘膜中に多く分泌され、腸内や呼吸器など、最初に病原体に出会いやすい場所で活躍する。

敵を記憶し、再感染を効果的に防ぐしくみ

新型コロナウイルスなどの病原体と自然免疫が戦いはじめてから、T細胞やB細胞といった獲得免疫がはたらきはじめるにはおよそ1週間かかる。樹状細胞がナイーブT細胞に情報を伝えたり、胚中心でB細胞のクローンをつくったりといったプロセスには時間が必要だからだ。だが、これは初めてのウイルスや病原体に出会った場合の話だ。二度目の感染では、敵の情報を記憶した獲得免疫の細胞たちが速やかにはたらきはじめる。いわゆる「免疫記憶」とよばれる現象だが、これはどのようなしくみによるものなのだろうか。

それを知るために、獲得免疫が大活躍し新型

コロナウイルスの退治に成功したあとに、キラーT細胞やB細胞たちはどうなるのかを見ていこう。感染が治まり、抗原のもとになる新型コロナウイルスがいなくなると、それに特化したB細胞やキラーT細胞のクローンたちは刺激を受けられなくなることでしだいに減っていく。ただし、そのうちの一定数は新型コロナウイルスがいなくなったあとも過去の感染を記憶した「記憶細胞」として生き残る。一生ではないが、T細胞の記憶細胞も、B細胞の記憶細胞も骨髄で維持される。新型コロナウイルス感染症でも少なくとも半年は記憶細胞が維持されることが確認されている。記憶細胞があれば、再感染したときにもナイーブT細胞よりも早く活性化し、はたらきはじめることができる。初動が早いことは感染を防ぐためにも、軽症で治めるためにもとても重要だ。再感染による免疫を「二次免疫」といい、初感染よりも早く滑り出しから大量の抗体が分泌されることになる。さらに胚中心が再度つくられることで、再び体細胞高頻度突然変異が起こりはじめる。多様な抗体がこの突然変異によって生まれることで病原体とマッチする能力も高くなると期待できる。ワクチン接種によって感染予防や重症化予防が期待できるのも、胚中心やこの記憶細胞のおかげというわけだ。

動く遺伝子の組み合わせが抗体の多様性を生み出していた！

新型コロナウイルスのようなまったく出会ったことのないウイルスであってもT細胞やB細胞は認識することができる。それはなぜなのか。ヒトの細胞がもつ設計図は、わずか2万個ほどの遺伝子だ。さらにそれぞれのT細胞やB細胞はたった1種類の断片しか認識できない。それにもかかわらず、獲得免疫は新型コロナウイルスのような突然現れた新規の病原体の断片をみごとに認識し、人体を守ってくれる。抗体が実際に認識できる病原体は1,000億にものぼるといわれる。無限にも思えるような病原体になぜ対応できるのか。なぜこんなことが可能なのだろうか。このことは長らく免疫における最大のミステリーだった。

T細胞受容体や抗体はいったいどのようにして膨大な数の病原体に対応できるのか。話は1900年にまで遡る。ドイツの免疫学者パウル・エールリッヒ博士が、抗体は入ってきた病原体に合わせて変化するのではなく、1つの抗体が1つの病原体を認識するという説を唱えた。エールリッヒ博士は「抗体によって認識されるもの」という意味で「抗原」という言葉をつくった。

では、1,000億の抗体はどのように準備されるのか。答えとなる理論をつくったのは、オーストラリアの免疫学者マクファーレン・バーネット博士で1950年代初頭だった。体内には1,000億に相当するB細胞が存在し、その1つ1つが固有の抗体をもっている。B細胞が活性

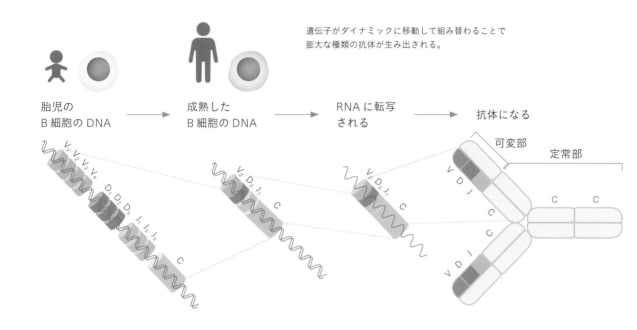

遺伝子がダイナミックに移動して組み替わることで
膨大な種類の抗体が生み出される。

胎児の
B細胞のDNA → 成熟した
B細胞のDNA → RNAに転写
される → 抗体になる

可変部 定常部

化されると、そこから一気にB細胞は増殖して自分自身と同じB細胞を大量につくる。つまりクローンをつくると考えた。また、バーネット博士はT細胞も抗原を認識する受容体をもち、刺激を受けるとB細胞と同じように同じ抗原を認識できるT細胞クローンをつくり出すと考えた。抗原が結果的にB細胞やT細胞を選択して、クローンを大量につくることから、この理論を「クローン選択説」と名づけた。

　無限にも思われるような病原体に対して特異的にはたらく抗体が、どうして2万しかない遺伝子の設計図からつくられるのか。最後にして最大の難問を解いたのが日本の利根川進博士だった。利根川博士はこの功績でノーベル賞を受賞した。

　Y字型の抗体の二股に分かれた先端部分は病原体を認識する場所になっていて、それぞれの抗体によって異なっているため「可変部（variable region）」とよばれる。利根川博士は、この可変部の遺伝子に着目した。胎児の細胞と成熟B細胞を取り出し、それぞれ遺伝物質であるDNAを比較した。すると、両者は大きく異なっていたのだ。胎児の細胞（B細胞以外）では

可変部を形成する遺伝子がいくつもの小さな断片に分かれた小島のように存在したが、成熟B細胞ではそれらが再構成されてまとまった配列になっていることを発見した。

　抗体は可変部の遺伝子V、D、Jという3つの配列部位と抗体のそれ以外の部分「定常部」のC配列が結合して最終的にYの字型をしたタンパク質になる。利根川博士の研究では、胎児の細胞では「V_1、V_2、V_3、V_4、D_1、D_2、……」と可変部の遺伝子群がいくつもの小さな断片に分かれてつながっていた。ところが成長するにしたがって遺伝子がダイナミックに、なんと移動して入れ替わり、その組み合わせの妙によって成熟B細胞では膨大な種類の抗体が生み出されていることを明らかにした。この方法をとれば1,000個ほどの遺伝子で1,000億以上の抗体をつくり出すことができるという。こうして免疫最大のミステリーは解かれた。TCRの多様性も抗体可変部のしくみと同じしくみで生み出される。このしくみによって、初めて出会う新型コロナウイルスのような病原体でも、人体は戦うことが可能なのだ。

chapter 6

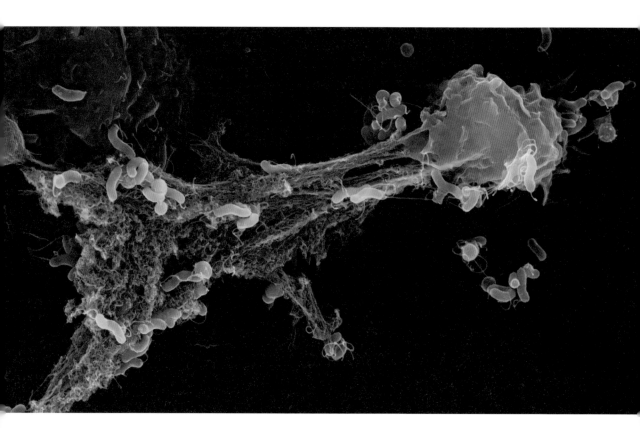

重症化と後遺症

高年齢、免疫抑制者、生活習慣病の罹患者……
新型コロナウイルス感染症が広がりはじめると、こうした人びとの
重症化リスクがとりわけ高いことが明らかになった。
さらに、命を奪うことはないものの長く続く後遺症が
多くの人たちを苦しめる実態も浮かび上がってきた。
重症化した人の体内でいったい何が起きているのか。
後遺症とはどのようなものなのか。

写真：好中球が好中球細胞外トラップで病原体を
捕らえているところ。このしくみが新型コロナウ
イルス感染症の重症化の一因になっていると見ら
れている。
（提供：Volker Brinkmann, Max Planck Institute）

自然免疫による
捨て身の自爆攻撃

　下の画像は新型コロナウイルスに感染し重症化した人の肺のCT画像だ。本来、黒く映るはずの肺の内部だが、肺炎が重症化したことを示す、すりガラス状の白い影が広がっている。肺がこのような状態になると、患者は呼吸不全に陥り、血液中の酸素濃度が低下してくる。酸素吸入など適切な処置を行わなければ命を落とす危険性もある。新型コロナウイルス感染症では患者の約13.8%がこのような重症肺炎になると報告されている[1]。これまで見てきたように、人体には自然免疫と獲得免疫のみごとな

連携プレーがあり、多くの人は重症化することなくウイルスを体内から排除することができる。しかし中には、重症化して命を落としてしまう人がいる。軽症で済む人と肺炎が進行し命の危機にさらされる人の違いとは何か。そうした人たちの体内ではいったい何が起きているのか。

　WHOがパンデミックを宣言した2020年3月、謎に包まれた重症化メカニズムを解明するためにリスクの高い研究に挑んだ人たちがいた。ドイツのハンブルグ・エッペンドルフ大学メディカルセンターのドミニク・ヴィッヒマン博士らのグループだ。博士らが取り組んだのは、新型コロナウイルス感染症で亡くなった患者の遺体の解剖だ。当時はどのような経路でウイルスに感染するのかは十分にわかっておら

1：「COVID-19に関するWHO-中国合同ミッション報告書」によると、2020年2月20日までに中国で検査し確定された新型コロナウイルス感染症患者55,924人のうち、13.8％が重症化したことが報告されている。

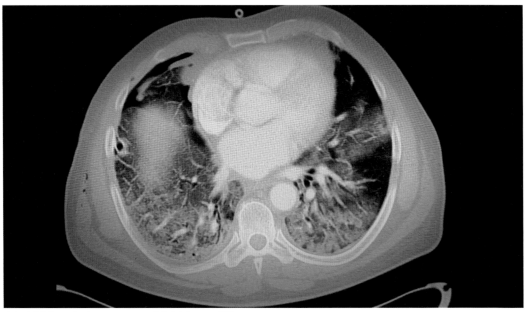

肺炎が重症化した新型コロナウイルス感染症患者のCT画像。
（提供：Universitätsklinikum Hamburg-Eppendorf）

ず、マスクやガウンに身を包んで行われる解剖
とはいえ、感染が起こるリスクがないとは言い
切れない状況だった。そのような不安がある中
で、ヴィッヒマン博士らは150人以上もの解剖
を行い、重症化した人たちの体内に共通する特
徴を見いだしていった。

　「解剖を行って初めてわかることがあります。患者さんの死には、血の塊が血管をふさぐ
『血栓』が深く関わっていたんです」

　ヴィッヒマン博士らは、肺だけでなく脳や心
臓、腎臓、膵臓、精巣、卵巣など全身およそ13
か所の臓器や組織を徹底的に調べた。そこから
見えてきたのは、全身のさまざまな場所で、血
栓が血管を詰まらせることで大切な臓器のは
たらきを失わせ、患者の命を奪っていたという
実態だった。解剖した患者の約3分の1で肺の
血管に血栓が詰まる「肺血栓塞栓症」が起きて

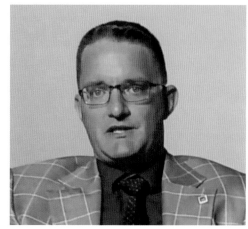

ハンブルグ・エッペンドルフ大学メディカルセンターのドミ
ニク・ヴィッヒマン博士は、「新しい感染症では、病理解剖を
行って初めてわかることがたくさんあります」と語る。

いた。そして、残りの3分の2の患者では肺以
外の場所で血栓が見つかった。特に血栓が多く
見られたのは脚や骨盤の深い場所にある静脈
だ。この場所に血栓ができると心臓を経由して
全身に運ばれるため、このことが新型コロナウ
イルス感染症患者に見られる多臓器不全の一
因になることも示唆された。

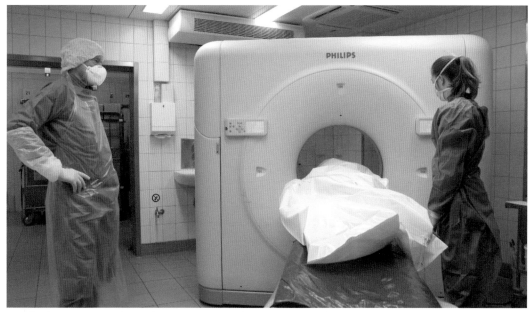

ハンブルグ・エッペンドルフ大学メディカルセンターでは、新型コロナウイルス感染症で
命を落とした患者の病理解剖が行われた。

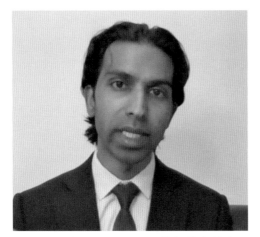

ミシガン大学のヨーゲン・カンティ博士。「好中球細胞外トラップは、自分を破裂させてウイルスを倒す、捨て身の攻撃です」と語る。

　患者の全身から見つかる無数の血栓。いったいなぜこのような現象が新型コロナウイルス感染症で起きるのだろうか。この謎に細胞レベルの研究から迫ったのが、ミシガン大学のヨーゲン・カンティ博士だ。カンティ博士らは、大学病院に入院している重症患者の血液の成分をくわしく分析した。すると、体内で血栓がつくられたことを示す値が非常に高くなっていることを捉えた。さらにカンティ博士らは、実際に患者の体内から見つかった血栓を特殊な顕微鏡を使いくわしく観察した。その結果、血栓の内部から見つかったのは好中球だった。下の画像を見てほしい。赤色で示した血栓の中にある青く光る小さな粒は、じつは自然免疫の細胞の一種である好中球の死骸だ。死んだ好中球の細胞が血栓の中に大量に含まれていたのだ。chapter 4 で紹介したように、好中球はウイルスをパクパクと食べることで戦う細胞だが、じつはもう 1 つ、血栓につながりかねない特別な攻撃方法をもっている。それが「好中球細胞外トラップ（NETs: neutrophil extracellular traps）」とよばれるものだ。その方法は、例えて言うなら“捨て身の自爆攻撃”だ。好中球は自爆し、自らの細胞内にある DNA やタンパク質でできた網状の物体を放出。まるでトリモチのようにウイルスをからめとり、それ以上広がらないようにする。さらに、吐き出した細胞内の成分に含まれる分解酵素でウイルスや細菌などの病

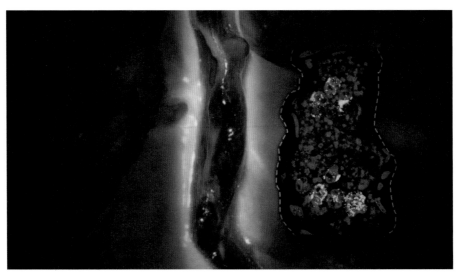

血栓の中では累々とした好中球の屍（青く光って示されている粒）が見つかった。
（提供：Universitätsklinikum Hamburg-Eppendorf、Xue-Yan He, David Ng, Mikala EgebladCold Spring-Harber Laboratory）

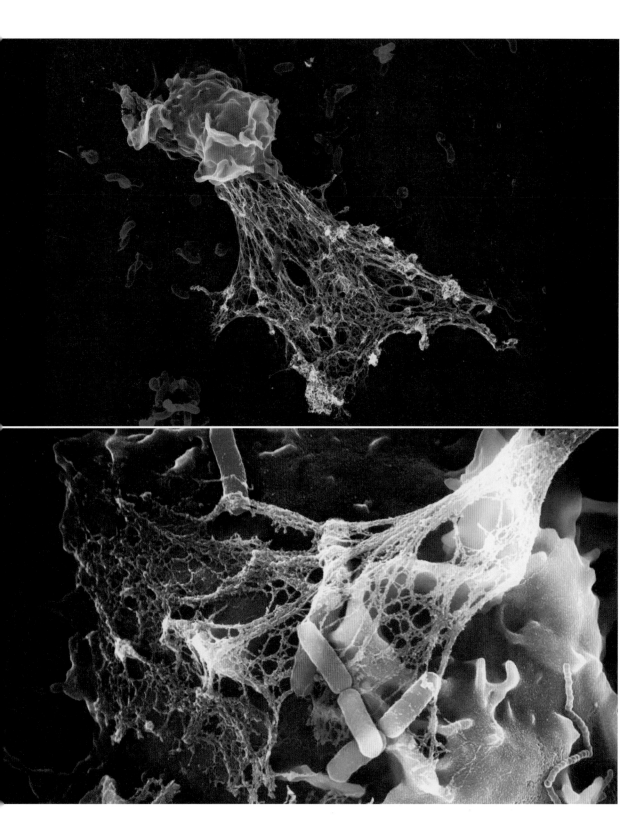

好中球が自分の細胞の中身を投網のように吐き出し、敵を捕らえているところ。好中球は貪食のほかに、
この好中球細胞外トラップという方法で病原体と戦う。
網のように見える主な物質は、好中球のDNA。これで病原体を捕らえて分解する。
（提供：Volker Brinkmann, Max Planck Institute）

原体を破壊する。好中球細胞外トラップは細胞自らの命と引き換えに敵を破壊する究極の攻撃方法といえる。

ところが、新型コロナウイルス感染症の重症者の身体の中ではこの攻撃方法が裏目に出ていた。重症者の体内では、大量に増えた新型コロナウイルスに対抗しようと好中球が感染部位に次々と集結してくる。そして好中球細胞外トラップが連鎖して起こる。ネバネバしたトラップによって、ウイルスだけでなく赤血球や血小板などがからめとられ血栓がつくられていく。大きくなった血栓はやがて血管をふさぎ、血栓症を引き起こす。

「新型コロナウイルスは私たちが経験したことのない、未知のウイルスです。私たちの身体は今、あらゆる攻撃法を尽くしてこのウイルスと戦っています」とカンティ博士は言う。しかし皮肉にも、なんとか感染をくい止めようという好中球の捨て身の攻撃によって、最終的に守るべき人体を死に至らしめるという現象が、患者の身体の中で引き起こされていたのだ。

免疫の暴走と“水浸しの肺”

p.81の図は新型コロナウイルスに感染した肺の中で、サイトカインストームという免疫の暴走が引き起こされていくメカニズムを模式的に示したものだ。好中球細胞外トラップとサイトカインストームは深く関与している。感染した細胞から警報物質のインターフェロンが放出される。肺胞の内部をパトロールしていた自然免疫のマクロファージがそれを受け取ると、TNFやIL-6、ケモカインなどの炎症性サイトカインを放出する。TNF、IL-6やケモカインは免疫細胞の動員や炎症反応を促進するはた

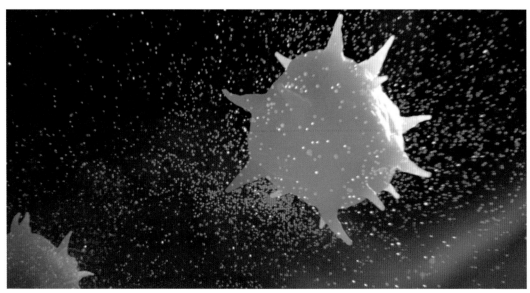

サイトカインは、免疫細胞が出すいわば“メッセージ物質”。別の細胞が受け取ると、活性化などの新たな現象を引き起こす。

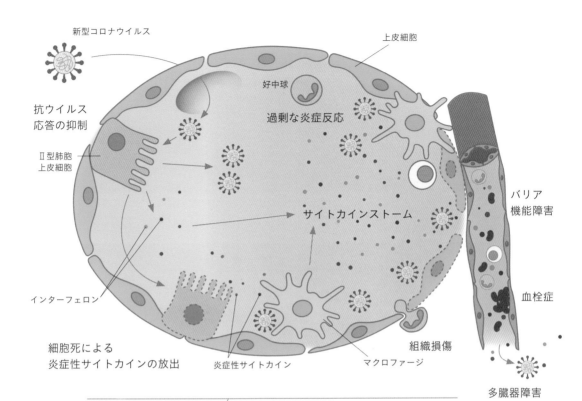

新型コロナウイルス

上皮細胞

好中球

過剰な炎症反応

抗ウイルス
応答の抑制

Ⅱ型肺胞
上皮細胞

サイトカインストーム

バリア
機能障害

インターフェロン

血栓症

細胞死による
炎症性サイトカインの放出

炎症性サイトカイン

マクロファージ

組織損傷

多臓器障害

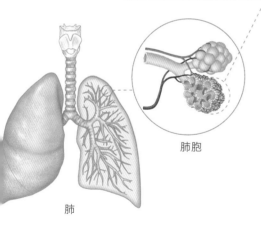

肺

肺胞

肺炎とサイトカインストーム

肺には肺胞という酸素と二酸化炭素を交換する機能を担う場所がある。そこに新型コロナウイルスが侵入し、Ⅱ型肺胞上皮細胞に感染する。

肺胞マクロファージが感染を察知し、炎症性サイトカインを放出する。炎症性サイトカインによって、好中球などの免疫細胞たちが感染現場に駆けつける。

マクロファージの放出する炎症性サイトカインと好中球の自爆攻撃「好中球細胞外トラップ」はたがいに刺激し合いながら、ループとなってサイトカインストームという激しい炎症性サイトカインの嵐を引き起こす。

炎症性サイトカインは毛細血管のバリア機能を緩め、感染現場へ免疫細胞たちを入りやすくする。駆けつけた大量の好中球が炎症性サイトカインの刺激によってさらなる自爆攻撃の好中球細胞外トラップを起こす。

（参考：Stephanie S Cabler, et al：A Cytokine Circus with a Viral Ringleader：SARS-CoV-2-Associated Cytokine Storm Syndromes. Trends in Molecular Medicine. 26 (12)：1078-1085, 2020）

らきがある。これらの炎症性サイトカインを血液中の単球や好中球が受け取ると感染現場に急行し、ウイルスを貪食したり、好中球細胞外トラップによって無力化していく。ここから先は「卵とニワトリどちらが先か？」という話になってしまうのだが、じつは好中球細胞外トラップこそがサイトカインストームの引き金を引く張本人だ。どういうことなのか。自爆した好中球の内部からは、新型コロナウイルスのタ

ンパク質を分解する酵素が放出されるのだが、それが図らずも周囲の正常な肺の組織や血管壁の細胞を損傷してしまう。すると傷ついた肺の組織からも、TNF や IL-6、ケモカインなどの炎症性サイトカインが放出される。その結果、感染部位にはますます多くの好中球が引き寄せられ、次々と自爆攻撃が引き起こされ、それが肺の組織を損傷して炎症性サイトカインが放出されていくというループが繰り返される。

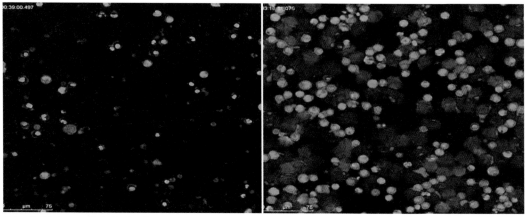

血中でサイトカインの濃度が異常に高くなるサイトカインストームが起こると、血中の好中球が過剰に活性化し、相次いで大量の好中球細胞外トラップが引き起こされる。
（提供：慶應義塾大学医学部専任講師・平橋淳一）

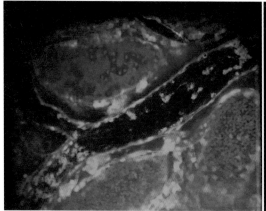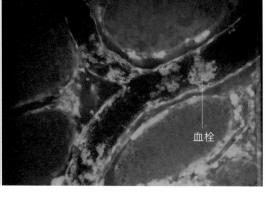

血栓

血液成分がくっつき合って大きくなり、血管をふさぐ血栓となる。
（提供：自治医科大学分子病態治療研究センター教授・西村智）

そして、肺の組織では炎症性サイトカインが嵐のように吹き荒れるサイトカインストームに陥ってしまう。皮肉にも人体を守るはずの免疫が暴走し、重症化の大きな原因となっていた。

ヴィッヒマン博士らの解剖記録にも、好中球細胞外トラップとサイトカインストームによって大きなダメージを受けた肺の姿が記録されていた。亡くなった患者の多くで、肺がまるで"水浸し"になったかのように体液で満たされ、異様なほど重くなっていたという。好中球の酵素で傷ついた肺の組織では、その傷を修復しようとする過程でヒアルロン酸という成分がつくられる（保湿成分として化粧品に使われているあのヒアルロン酸だ）。ヒアルロン酸は保水力の高い物質のため、周囲の組織から水分を

引き込んで、本来であれば空気で満たされていなければならない肺胞の内部を体液で満たしてしまったと考えられた。

重症化リスクの背景と治療戦略

じつは感染症の症状はウイルス感染だけでは決まらない。感染による症状は、宿主の状態とウイルス感染の相互作用の結果として現れるからだ。ウイルス感染をきっかけにして免疫細胞たちは防御のための免疫反応を開始する。

そこから免疫細胞たちが暴走を始めるかどうかには、相互作用を起こす宿主の健康状態も大きく影響する。重症化するリスクの高い人たちがいることがわかっている。そうした健康状態にはどのようなものがあるのだろうか。

　日本では厚生労働省が感染者の情報を集約するシステム「HER-SYS（ハーシス）」で2021年4〜6月までに登録された10万人のデータから、これまで知られている9つの重症化リスクに該当する人の致死率を出したデータがある。そこでは慢性腎臓病13.95%、慢性閉塞性肺疾患（COPD）10.19%、がん8.35%、免疫抑制7.54%、糖尿病4.76%、高血圧4.32%、脂質異常症3.30%、肥満1.55%という結果となっていた。これら8つの基礎疾患以外のものとして喫煙があり、0.99%だった。2022年2月厚生労働省発表の資料では、重症化のリスクとしてこれに心疾患が加わる。病気以外の重症化リスクとしては、高齢者、妊娠後期が加わる。

　これらの重症化リスクをもたらす疾患と、新型コロナウイルスが細胞へ入るときに使うACE2の人体での本来のはたらきを考えたときに、浮かび上がる1つのメカニズムがある。血圧を調整するしくみとして知られてきた「レニン−アンジオテンシン−アルドステロン系（RAAS: renin-angiotensin-aldosterone system）」だ。人体は内外の環境変化によらず、体内を一定の状態に保とうとする「恒常性（ホメオスタシス）」という根源的な性質をもつ。RAASはこの恒常性を維持する大切な調整機構の1つ。

　人体での本来の機能として、ACE2はこのRAASの一部としてはたらき、主に心血管、肺の保護作用を受け持っている。新型コロナウイルスが感染時にACE2を利用してしまうことで、本来行っている作用が妨げられ、それが肺や心臓、血管に影響して重症化へ向かわせている可能性がある。

　p.84の図はRAASのしくみを模式的に示したものだ。RAASは大きく2つのシステムに分かれている。血圧を下げるシステムの降圧系と、逆に血圧を上昇させるシステムの昇圧系だ。いずれのシステムも出発点となるのは肝臓だ。肝臓でつくられるアンジオテンシノゲンという物質が血液中に放出されたあと、2つのシステムに分かれていく。昇圧系では、アンジオテンシノゲンが肺などの細胞から分泌されるACEという酵素の作用などを受けて、最終的にアンジオテンシンIIという物質がつくり出される。このアンジオテンシンIIには血管を収縮させる作用があり、血圧を上昇させて臓器の機能を高めるはたらきがある。一方、血圧を下降させる降圧系では、アンジオテンシノゲンが肺や血管の細胞表面にあるACE2と反応することで、最終的にアンジオテンシン（1-7）という物質がつくり出される。このアンジオテンシン（1-7）は血管を拡張させることで、血圧を下げるはたらきがある。私たちの人体では、昇圧系と降圧系がそれぞれアクセルとブレーキのような役割を果たし、身体を活発に動かす際には血圧を上昇させ、逆に安静時には血圧を下げるなど、状況に合わせた適切な血圧に調節してくれている。

　ところが、新型コロナウイルスの重症化リスクとなる慢性腎臓病や慢性閉塞性肺疾患などの基礎疾患があると、このアクセルとブレーキのバランスが崩れてしまい昇圧系のはたらきが強くなることが知られている。このとき問題になるのが昇圧系の最終的な産物であるアン

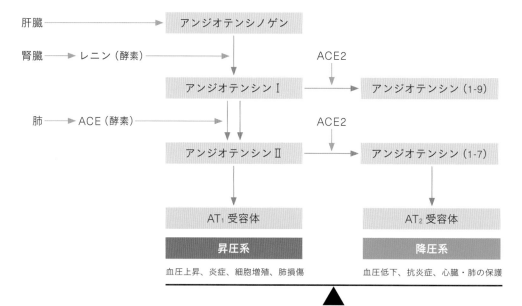

ACE2 は人体の恒常性バランスの 1 つを担う

肝臓から分泌されるアンジオテンシノゲンは、腎臓から分泌されるレニンや、主に肺や血管内皮にある ACE、ACE2 などの酵素によって変換され、相対するはたらきをもつ 2 つのシステムに分岐する。この 2 つのシステムのバランスを調整することで人体は一定の状態を保つ。拮抗する昇圧系と降圧系のうち、ACE2 は降圧系を担う酵素であり、血圧降下や臓器保護などの役割をもつ。新型コロナウイルスが ACE2 を利用することで、このシステムのバランスが崩れると考えられる。

ジオテンシンⅡだ。じつは、このアンジオテンシンⅡには血管壁に作用して炎症を促進するはたらきがあり、血管壁の細胞では TNF や IL-6 などの炎症性サイトカインがつくられるようになる。つまり、基礎疾患がある人の体内ではサイトカインストームの原因物質である炎症性サイトカインが慢性的に高いレベルの状態が続いている。

そこに新型コロナウイルスが感染すると何が起きるのか。問題となる可能性があるのが、ACE2 がウイルスに使われてしまうことだ。降圧系に欠かせない ACE2 が新型コロナウイルスによって次々と消費されてしまうと、RAAS がアクセル役の昇圧系に傾いてしまう。その結果、血圧を上昇させるアンジオテンシンⅡがたくさんつくられるようになり、ただでさえ基礎疾患のせいで高まっていた炎症性サイトカインのレベルがより一層高まってしまう。そして

感染が進みウイルスが大量に増殖していくと、今度はウイルスを排除しようとする自然免疫のはたらきによっても TNF や IL-6 などの炎症性サイトカインがつくり出されるようなり、これが基礎疾患による慢性的な炎症性サイトカインに上乗せされる。

慢性腎臓病や慢性閉塞性肺疾患などの疾患が新型コロナウイルスによる致死率を高めてしまうのは、もともとの疾患によって慢性的な炎症が続いており、その結果、健常者よりも容易にサイトカインストームへと陥りやすくなっているためだと考えられるのだ。

基礎疾患と並んで重症化リスクに影響する因子として挙げられるのが年齢だ。とりわけ 60 歳以上になると死亡率が急上昇することがわかっているが、これにも炎症性サイトカインが深く関わっている。高齢になると体内には老化細胞が増えてくることがわかっている。老化

細胞とは死を免れた末期状態の細胞“ゾンビ細胞”だ。細胞は分裂することで増えるが、その分裂回数には限界があり、それが細胞の寿命を決めている。またストレスなどによるダメージで生じる細胞老化があることもわかってきている。本来であれば、分裂回数が限界を迎えたりダメージを蓄積したりすると、細胞はアポトーシスとよばれる自発的な細胞死を遂げる。ところが、このしくみがうまくはたらかずそのまま生き残ってしまったのが老化細胞だ。困ったことに老化細胞は多くの場合、周囲にIL-6などの有害な物質をまき散らし、炎症反応を引き起こす。じわじわと有害物質を出し続けることで炎症がくすぶり続けているこの状態を慢性炎症とよぶ。この慢性炎症によってサイトカインストームへと陥りやすくなってしまうのだ。

重症化のメカニズムとサイトカインストームや血栓の関係がわかってきたことで、症状の進行を食い止めるためにどのような薬を使えばよいのかが見えてきた。

最も初期に新型コロナウイルスの治療薬として承認された薬が、「トリシズマブ（商品名：アクテムラ®）」や「サリルマブ（商品名：ケブザラ®）」などの抗IL-6薬だ。これらの薬はもともと関節リウマチという関節炎を主症状とする疾患のために開発された薬だが、その作用機序が新型コロナウイルスでも問題となるIL-6を抑え込むものだったことから治験が進められた。イギリスで人工呼吸器につながれた重症患者およそ800人を対象にトリシズマブやサリルマブを投与した研究では、死亡率が7%低下。さらに治療期間の短縮も確かめられた。また、抗IL-6薬のほかに血栓を防ぐ薬として、主に低用量のヘパリンも使用されている。

サイトカインストームを抑え込む方法はほかにも研究が進められている。

「注目しているのは、『レグネース1（Regnase-1）』という酵素です。レグネース1はマクロファージや樹状細胞などの自然免疫に発現する酵素の1つで、炎症反応を制御するはたらきをもちます。このしくみをうまく利用することでサイトカインストームを抑え込めないかと考えています」と、京都大学大学院医学研究科の竹内理教授は言う。新型コロナウイルス感染を感知したマクロファージや樹状細胞からは、TNFやIL-6などの炎症性サイトカインが放出されるが、これが暴走気味に放出されていくことでサイトカインストームとなる。新型コロナウイルス感染を感知するセンサーであるトル様受容体（TLR）(p.44)が刺激されると、レグネース1のはたらきが抑え込まれて、炎症性サイトカインが放出されるようになる。さらに、ウイルス感染などが起きていないときには、レグネース1はサイトカインであるIL-6をつくる遺伝情報（mRNA）を壊している。竹内教授らはこのレグネース1の制御方法を開発し、2022年初夏に科学雑誌『Science Translational Medicine』に報告した。レグネース1を制御する薬を開発し、炎症性サイトカインを抑え込めれば重症化を防げる可能性があるという。

“エリート抗体”と薬への応用

2020年春、新型コロナウイルスの第1波が

日本を席巻していた頃、効果的な治療法を世界中が探していた。サイトカインストームなどの重症化のメカニズムがようやく見えはじめ、過剰な免疫反応を抑えるためのステロイド剤の利用や、血液を固まりにくくする低用量ヘパリン、抗ウイルス薬である「レムデシビル（商品名：ベクルリー®）」の使用などの模索が始まっていた。そうした状況下で、すでに重症者の回復に大きな成果を上げていた治療法があった。それが「回復者血漿療法」とよばれる方法だ。この試みから新たな薬も生まれ、世界中で使用されるようになった。番組ではその最前線をいち早く取材した。

「お父さん！　愛してる。負けないで！　死んだらいやよ」スマートフォン越しに娘が声を上げる。新型コロナウイルスに感染し、意識が低下した父親に家族が必死の呼びかけを行っていた。患者の名はマイケル・ケビンさん。新型コロナウイルスに感染し8日間もの間、昏睡状態に陥っていた。臨床試験中の治療薬も3種類投与されたが効果はなかった。もう打つ手はない。そう思われていた中で最後の手段として行われたのが、すでに新型コロナウイルスに感染し回復した人の血漿を投与する回復者血漿療法だった。

じつは、回復者血漿療法の歴史は古い。1918～1919年に流行したスペイン風邪（p.23）の治療としても行われていた治療法だ。血漿とは、血液成分の約半分（55%ほど）を占める成分で、血液から血球を取り除いたときに残る薄い黄色の液体部分を指す。ここにはB細胞が放出した抗体が含まれている。

ケビンさんに投与された血漿を提供したのは、ジェームス・クロッカーさん。クロッカーさんはすでに新型コロナウイルスに感染し、回復した1人だ。彼の血漿の中には新型コロナウイルスを退治するのに十分と思われる抗体が含まれていた。ケビンさんへの治療が行われた2020年春頃、回復者血漿療法に使用できる血漿についてアメリカ食品医薬品局（FDA）は基

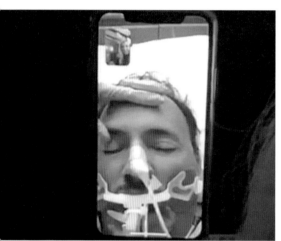

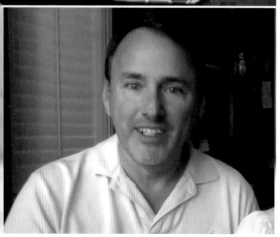

マイケル・ケビンさんは新型コロナウイルスに感染し、8日間もの間昏睡状態に陥っていた。家族からの必死の呼びかけにも反応できず、もはや打つ手はないと思われていたが、回復者血漿療法により無事に死の淵から這い上がった。
※なお2022年7月現在では、WHOは回復者血漿療法について有効性を示すデータが不足しているため、治療法として推奨しないとしている。

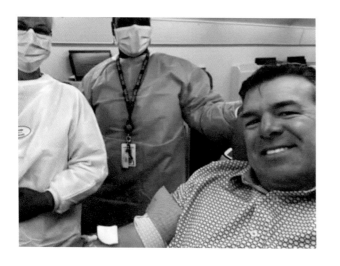

血漿を提供したジェームス・クロッカーさん。「誰かの命を救えるならばと喜んで提供しました」と笑顔で話す。クロッカーさんから血漿の提供を受けたことで、ケビンさんは回復することができた。ケビンさんは「もう死んでもおかしくない状態でしたから、とても嬉しかったです」と語る。
（提供：One Blood）

準を設けていた。少なくとも160倍に血漿を希釈しても新型コロナウイルスを中和できる抗体、つまりウイルスの増殖を妨げることができるというものだった。昏睡状態が続いたケビンさんにクロッカーさんの血漿が投与されると、ケビンさんはみるみるうちに回復し、投与から8日目には退院することができた。血漿に含まれたケビンさんの抗体が新型コロナウイルスを抑え込んだのだ。

アメリカのロックフェラー大学ではクロッカーさんの血漿のように優れた効果を示す抗体とはどのようなものであるかを調べ、それを薬や治療に応用しようという研究が進められていた。いわば"エリート抗体"を探し出す研究だ。新型コロナウイルス感染症から回復した149人から採血し、そこから血漿を取り出した。この血漿を使って、新型コロナウイルスを中和する能力（ウイルスを増殖できなくする能力）がどのくらいあるかが検証された。そのうちおよそ3分の1には、ウイルスを中和できる抗体が含まれないことが明らかになった。最終的に6人の血漿で新型コロナウイルスの中和能力が優れていることがわかった。血漿をさらに分析し、その中に含まれる抗体を分析したところ40種類ほどの抗体が含まれていた。"エリート

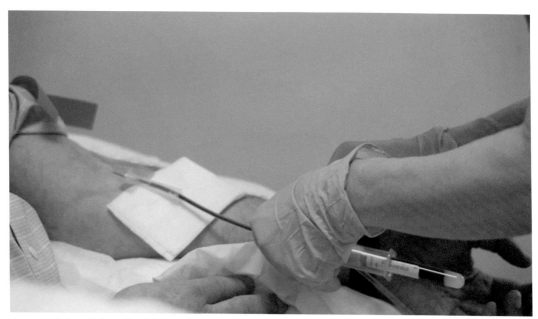

アメリカのロックフェラー大学では、クロッカーさんの血漿のように優れた効果を示す抗体とはどのようなものかを調べ、それを応用するための研究が行われた。新型コロナウイルス感染症から回復した患者149人の血液を採取し、そこに含まれる優れた抗体の量を解析した。

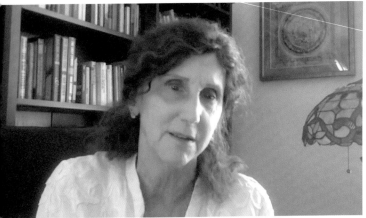

カルフォルニア工科大学のパメラ・ビョークマン教授は、「こうした個々人の免疫のはたらきの違いこそが、重症化するか軽症で済むかという違いを生んでいる可能性があります。一部の人が大量につくり出す強力な抗体は、新型コロナウイルスに対抗できる、じつに優れた武器になると考えられます」と語る。

抗体"の候補たちだ。

　さらにこの40種類ほどの抗体から、薄い濃度に希釈しても優れた中和能力を発揮する3種類の抗体を見いだした。これこそが"エリート抗体"だ。解析の結果、これらの"エリート抗体"は、スパイクタンパク質がヒトACE2と結合する結合部位（RBD、p.17）の一部にくっついて宿主への感染を防ぐ抗体であることが明らかになった。抗体がウイルスのどの位置に結合できるかは、抗体の能力を決める重要な情報だ。

　新型コロナウイルスを倒す優れた"エリート抗体"の特徴がわかったところで、いよいよ応用となる。"エリート抗体"を生み出せる人が数人集まっても世界中に広がる感染者を救う量は確保できない。ではどうやって"エリート抗体"を量産するのか。ロックフェラー大学と組んでこうした研究を進めているのがカリフォルニア工科大学のパメラ・ビョークマン教授だ。

　「遺伝情報を使ってこれらの抗体を研究室で製造します。そうすれば無限に同じ抗体がつくれます」

　まず"エリート抗体"をつくり出した回復者から、その抗体をつくるB細胞を取り出す。いわば"エリートB細胞"だ。そのB細胞をがん細胞のように無限に分裂を繰り返せる細胞へ改変し、"エリートB細胞"を増産。それらのB細胞からつくられる"エリート抗体"だけを取り出す。そうした方法で欲しい抗体を量産することができる。

　こうした方法でつくられた抗体薬による治療を受けたのが、当時アメリカ大統領であったドナルド・トランプ氏だ。トランプ氏は2020年10月に新型コロナウイルス感染症で入院したが無事に回復。その決定打となったのが"カクテル抗体"だった。カクテルという言葉でわかるように「カシリビマブ」と「イムデビマブ」という2種類の"エリート抗体"がミックスされた薬（合剤）だ。2種類の抗体がスパイクタンパク質のRBDの別々の場所に結合することで、より高い効果を発揮するという算段だ。このカクテル抗体はトランプ氏に投与されたときには未認可だったが、今では「ロナプリーブ®」という製品名で販売され、2021年7月には日本でも特例承認を受けて重症者の治療に用いられるようになった。

　このロナプリーブ®は、日本でもデルタ株までは主力の治療薬だったが、状況はオミクロン株の登場によって一変した。ロナプリーブ®の効果を報告した論文には、2種類の抗体を併用することで新型コロナウイルスに変異が起きたとしても2つの抗体の効果が一度に弱まる

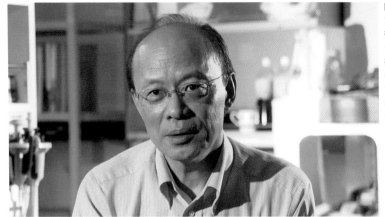

国立国際医療センターゲノム医科学プロジェクト戸山プロジェクト長の徳永勝士博士は「HLAの多様性というのは、外からやってくる病原体の多様性に対する対抗なのです。それぞれの病原体に対して非常にうまく対抗できる先祖が生き残ってきて、われわれにそのHLA型を伝えてきたのです」と語る。

ことはないだろうと書かれていた。しかし、RBDに15か所もの変異をもつオミクロン株ではロナプリーブ®の効果が大きく減弱したと報告され、2021年12月には厚生労働省がオミクロン株にはロナプリーブ®の使用を推奨しないことを医療機関へ文書で通知した。

承認されている抗体薬の中でオミクロン株に対しても有効とされているものに「ソトロビマブ（商品名：ゼビュディ®）」がある。このソトロビマブももともとはSARSコロナウイルス患者の血液から見つかった抗体を利用して開発されたものだ。新型コロナウイルスとSARSコロナウイルスに共通する抗原に結合できる。遺伝的に離れた2種類のコロナウイルスに共通する抗原をターゲットにしていることから変異しにくい部位だと考えられ、今後の変異ウイルスに対しても有効性が維持されやすいと考えられていた。しかしオミクロン株のうち、より感染力が強いとされるBA.2では効果が低いことが判明し、2022年4月、アメリカ食品医薬品局（FDA）はソトロビマブを使用しないことを決めた。多様な変異をもつオミクロン株の出現によって新型コロナウイルスのスパイクタンパク質をターゲットとして上市した抗体薬は苦戦を強いられるかたちとなった。

祖先がたどった感染の歴史が私たちの免疫を左右する

中和力の高い"エリート抗体"をつくれる人とつくれない人、この差はどうして生じるのだろうか。この謎を解く鍵の1つと考えられているのが獲得免疫への情報伝達をつかさどる「HLA」だ。新型コロナウイルスを取り込んだ樹状細胞は、自らの細胞内でウイルスを粉々に分解し、その断片をHLAに乗せてT細胞へと情報を伝えていた。この情報伝達がいかにうまく進むかが中和力の高い抗体がつくられるかどうかの1つの関所になる。

HLAをつくる遺伝子は、ヒトの遺伝子の中でも非常に種類が多く、個人差が大きい。血液型がA型、B型などに分かれるように、HLAにもHLA-A24やHLA-B44など多くのタイプがあり、HLA型とよばれるその種類はじつに数千万から数億種類にものぼる。興味深いことに、HLA型は、民族や人種、地域によって種類や出現頻度に偏りがあることが知られている。民族や人種によって偏りがある特徴的なHLA型はどのように生じるのだろうか。

「人類の歴史では、さまざまな地域・時代に、さまざまな病原体が誕生しているはずです。そしてそれにうまく対応できるHLA型を獲得してきました」国立国際医療センターゲノム医科学プロジェクト戸山プロジェクト長の徳永勝士博士はそう教えてくれた。

集団遺伝学には「ボトルネック効果」という考え方がある。大規模な自然災害や環境変動、パンデミックなどによって、極端に人口が減り、一時的に遺伝的な多様性の低い集団ができることを指す。現代のように交通網が発達していなかった時代には、高い山や大河などの地理的な障壁によって国や民族が大きく分断されていた。そうした中で感染症が流行すると人口は大きく減少し、遺伝的に多様性が失われた集団となる。このとき、生き残ることができるのは、その感染症への抵抗力のある遺伝子をもつ人びとだ。

「HLA型の多様性というのは、外からやってくる病原体の多様性に対する対抗策なんです。それぞれの病原体に対してうまく対抗できる祖先が生き残ってきて、私たちはそのHLAの型を受け継いでいるのです」徳永博士はそう教えてくれた。

長い人類の歴史の中では、新型コロナウイルス感染症のようなパンデミックや、エボラ出血熱のようなエピデミック（特定地域での流行）が繰り返し起こってきた。その地域ではその病原体に打ち勝つことができた人が多く生き残った。そして偶然にも、その感染症への抵抗力が強いHLA型があれば、その遺伝子型をもつ人たちは生存率がさらに高まり、多くの子孫を残すことができただろう。国や民族によって異なるHLA型の違いは、祖先たちがさまざまなウイルスや細菌などの病原体と戦ってきた歴史が反映されたものなのだ。

徳永博士が実際の例として教えてくれたのは、1845年にオランダから南米に渡った人びとの子孫に関する調査結果だった。1845年にオランダから南米に渡った人びとは、のちに現地で蔓延した2種類の感染症によって人口が4割ほどにまで激減したという歴史をもつ。そこで現在のオランダ人と、南米に渡った人びとの子孫のHLA型を比較したところ、南米に渡った人びとの子孫には、現在のオランダ人には見られないHLA型の特徴が報告されたという。おそらく2種類の感染症に対して抵抗性があるHLA型をもつ人が多く残ったため、このような特徴が生じたと考えられる。これと同じように、新型コロナウイルスに対して中和力の高い"エリート抗体"をつくれる人たちも、過去に祖先が経験した感染爆発の中で生じた、偶然にも新型コロナウイルスに対して抵抗力を示すHLA型を受け継いだのかもしれない。

抗体の良し悪しではなく、獲得免疫のもう1つの柱であるキラーT細胞に関連して、新型コロナウイルスへの抵抗力が高いHLA型として注目されているのが、日本人の約60%がもっていると言われるHLA-A24だ。これは日本のみならず、東アジアや東南アジアでも多く見られるHLAクラスIのタイプである。このHLA-A24は新型コロナウイルスと季節性コロナウイルスに共通するスパイクタンパク質の一部をよく認識し、感染細胞が自身の細胞表面にかかげることできること、またキラーT細胞がそれをよく認識できることを理化学研究所のグループが発見した。

季節性の風邪コロナウイルスに一度でも感

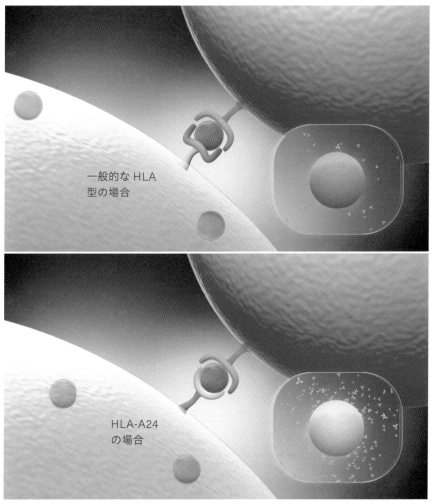

HLA はその型によってはたらきに違いがある。日本人の約 60% がもっていると言われる HLA-A24 はスパイクタンパク質の受容体結合ドメイン（RBD）をよく認識し、細胞表面にかかげることできるため、多くの抗体の産生につながると考えられている。

染したことのある人の体内には、再感染に備えて記憶キラーT細胞が存在している。その人が新型コロナウイルスに初めて感染した場合でも、風邪コロナウイルスに一致する新型コロナウイルスの抗原を HLA-A24 が細胞表面にかかげることで記憶キラーT細胞が活性化し、新型コロナウイルスに感染した細胞を見つけ出して破壊することができる。獲得免疫の初動が早くなることで、この HLA-A24 を多くもつ日本人は感染や重症化を免れることができているのではないかという。日本人の人口あたりの感染者や死者数が欧米に比べると少ないこと

がわかっており、ハグや握手などをしない文化やマスクの着用を徹底しているなど生活習慣の効果などが理由として挙げられているが、この HLA-A24 も要因の 1 つなのかもしれない。

長く続く後遺症の原因

　新型コロナウイルス感染症の大きな特徴の 1 つに、たとえ軽症であっても長く続く後遺症の

問題がある。感染してから4週間以上経っても続く健康上の問題は、「ロングコビット」や「PASC（新型コロナウイルス急性期後の後遺症：post-acute sequelae of COVID-19）」とよばれている。新型コロナウイルスに感染したあと、すでにPCR検査が陰性となって体内にはウイルスがいなくなったはずなのに、味覚障害や嗅覚障害、倦怠感などの症状を訴える人たちが存在することは、パンデミック初期の頃から報告されていた。しかし何が原因なのか、どのような症状がどれくらいの頻度で発生しているのかなど実態は謎に包まれていた。

その謎に光を当てたのは、後遺症で苦しむ当事者たちだった。インターネット上で当事者たちが声を上げ、2020年5月にFacebook上にロングコビットの人たちのためのグループが立ち上がった。このFacebookグループは単なる情報交換の場としてだけではなく、そこに新型コロナウイルスの研究者が参加することで、大規模なアンケート調査なども実施され、後遺症の発生率などについての貴重な疫学データをもたらした。

後遺症に悩む人たちの割合は1か月後の短期で54.0%（45.0〜69.0%、13研究）、2〜5か月後の中期でも55.0%（34.8〜65.5%、38研究）、6か月以上の長期でも54.0%（31.0〜67.0%、9研究）という研究結果が出ている。さらに症状は非常に多岐にわたり、1人の人が複数の症状を抱えたりすることも特徴の1つだ。後遺症を訴えた3,500人を対象とした大規模な疫学調査では倦怠感や味覚・嗅覚の喪失、息切れ、睡眠障害、脱毛、記憶障害、関節痛、食欲不振など205種類もの多様な症状が報告されている。

なぜこれほどまでに多様な症状が長期にわたって続くのか。その背景にあるメカニズムは何なのか。まだはっきりしたことはわかっていないのが現状だが、いくつかの症状のメカニズムに間違いなく関与していると考えられているのが「自己抗体」だ。

自己抗体とは、自分自身の細胞やタンパク質を攻撃してしまう抗体だ。本来、抗体はウイルスなどの異物を攻撃するためのものだが、ウイルス感染などをきっかけにして誤って自分自身を攻撃する自己抗体ができることがある。新型コロナウイルスの感染にともなう免疫系の混乱によって自己抗体が生み出され、それが多様な後遺症へとつながっているのではないか。

アメリカ・イェール大学の岩崎明子教授らは2021年3月科学雑誌『Nature』に自己抗体に関する論文を報告している。論文では軽症者や無症状者を含む192人の新型コロナウイルスに感染した人びとを対象にした研究で、細胞やタンパク質2,770個に対する自己抗体を調べている。その結果、新型コロナウイルスに感染した人は感染していない人に比べて自己抗体の反応性が著しく上がっていた。それだけではなく、たとえばサイトカインなどの免疫の調整に関わるタンパク質への自己抗体が高い頻度で検出されることが明らかになった。さらに岩崎教授らは、これらの免疫の調整に関わるタンパク質の自己抗体を新型コロナウイルスに感染させたマウスで検証したところ、病状を悪化させることも発見した。

自己抗体の背景にあるメカニズムとしては、重症例では好中球細胞外トラップやサイトカインストームによって起こる組織損傷が挙げられる。好中球細胞外トラップや組織損傷が起こると、私たち自身の細胞の断片やタンパク質

が大量に散らばることになる。すると、異物と勘違いした樹状細胞が誤ってそれらをT細胞に向けて提示し、獲得免疫のリレーによって自己抗体がつくられてしまう。岩崎教授らの研究では、オレキシン受容体に対する自己抗体が見つかっている。オレキシンは覚醒や食欲に関わることが知られており、受容体のはたらきが自己抗体によって阻害されることで、倦怠感や食欲不振などの後遺症と関わる可能性がある。また脳や肺、消化管、血管内皮といった臓器に関わる自己抗体も見つかっており、こうした多様な自己抗体が多岐にわたる症状をもたらすと考えられる。

　自己抗体をそもそも感染前からもっている場合もある。アメリカのロックフェラー大学で行われた重症患者987人を対象にした研究では、10%以上の患者に警報物質であるインターフェロンを無力化する自己抗体が見つかっている。新型コロナウイルスに感染していない健常者では、インターフェロンに対する自己抗体をもつ人の割合は0.33%だったことから、重症者の10%以上という値は非常に高い値であることがわかる。インターフェロンの自己抗体があると、インターフェロンがはたらけず免疫細胞がうまく活性化されない。そのため、インターフェロンの自己抗体は重症化原因の1つとなっている。重症化は感染状態を長引かせ、そのことがほかの自己抗体をも生じさせやすくし、長く続く後遺症の一因となる。

　自己抗体ができてしまうメカニズムは好中球細胞外トラップやサイトカインストームが関わるもの以外に、2種類の仮説が提案されている。1つめの仮説は樹状細胞が提示する新型コロナウイルスの抗原の中に、ヒトのタンパク質にそっくりのものが含まれているという可能性だ。ウイルスはヒトの免疫を欺くために、ヒトのタンパク質に似せた構造をつくることがあり「分子模倣（molecular mimicry）」とよばれている。新型コロナウイルスではない別のウイルスだが、ヒトの心臓のタンパク質に似せたタンパク質をもつものが知られている。このようなしくみでは、新型コロナウイルスの感染によって誰にでも自己抗体ができるはずだと思われるかもしれない。しかし、実際にはウイルスの断片を細胞表面にかかげる自分のHLAとの相性になるため、分子模倣された断片をかかげやすい人とそうでない人がいる。

　もう1つの仮説は、体内に持続感染していたウイルスが活性化することで、自己抗体がつくられるという可能性だ。英語でキス病（kissing disease）という名前でよばれているエプスタインバー・ウイルス（EBV: Epstein-Barr virus）は思春期頃に主に唾液から感染するウイルスとして知られてきた。日本では2〜3歳までに20〜70%が感染し、20歳までに90%近くがEBVに対する抗体をもつ。発熱や咽頭炎などを起こし、大抵2週間程度で症状は治まるが、その後もウイルスは血液中のB細胞などに潜伏して静かに身を潜めている。しかし新型コロナウイルス感染などで免疫系のバランスが崩れると、ここぞとばかりに再活性化し体内で増殖を始める。EBVに感染したB細胞はクローンを次々とつくり増殖するのだが、このとき自己抗体をつくるB細胞を増殖させて、大量の自己抗体がつくり出されるという可能性が指摘されている。

　自己抗体によって引き起こされたロングコビットは、長く続く症状をもたらす可能性が高

い。一度自分自身を抗原とした自己抗体ができてしまうと、材料が自分自身であるだけに完全な除去が難しい。そのため自己反応性のT細胞やB細胞に持続的な刺激が存在し続けることになり、自己抗体による症状は慢性化すると考えられる。岩崎教授はサイトカインストームが全身におよぶ短期的な問題を呼び起こすのとは対照的に、自己抗体は長期的な影響を起こすと考えられると『Nature』の記事で語っている。新型コロナウイルスの感染が引き金となって、自己抗体が生み出され、それらが長く続く多様な症状を引き起こす一因となることが明らかになりつつある。

新型コロナウイルスが
もたらす脳への影響

　長く続く後遺症の中でも、とくに奇妙な症状として2020年初夏頃より問題になりはじめていたのが「ブレイン・フォグ（脳の霧）」だ。脳に霧がかかったように、ボーッとして集中できない状態が続く原因不明の症状だ。研究者たちが注目したのが「筋痛性脳脊髄炎／慢性疲労症候群（ME/CFS）」という病気との類似性だった。ME/CFSの症状は多岐にわたり、半年以上におよぶ全身の倦怠感、筋力低下、思考力や集中力の低下といった症状が起こる。患者の25%が寝たきりになるという報告もある。ME/CFSの原因もまだ明らかになっていないのだが、ウイルスや細菌感染がきっかけとなって起こる例も知られている。

　新型コロナウイルスによるブレイン・フォグはどのようなメカニズムで生じる可能性があるのか。脳の障害のメカニズムに関して長く研究を続けてきた生理学研究所所長の鍋倉淳一教授に話を伺った。鍋倉教授はあくまでも全身性の炎症の場合と断った上で、脳の細胞の一種であるミクログリアとの関連について教えてくれた。

　ミクログリアは自然免疫のマクロファージに似た特殊な細胞で、脳内に異物が入り込まないように監視し、もし入り込んできた場合には除去してくれる脳の門番とでもいうべき細胞だ。ところが炎症が長期間続くと、健康なときとはまったく異なるふるまいをミクログリアが始めることを鍋倉教授らは発見した。

　門番としてのミクログリアの重要なはたらきの1つに、脳の血管に漏れや隙間ができないようにするはたらきがある。炎症が起きると血管の細胞同士の結合が緩んでしまうのだが、その際にもミクログリアは接着剤のような物質を出して、この隙間を埋めてくれる。ところが炎症が長く続くと、ミクログリアが興奮状態となり、真逆のふるまいを始める。アストロサイトとよばれる脳の細胞の一部を貪食して穴を開け、脳の外側にいる免疫細胞を内部に呼び寄せる可能性があるという。脳以外の場所の細胞でつくられた炎症性サイトカインなども、脳内に侵入するようになる。こうして脳の内部で持続的な炎症が起き、脳・神経症状を引き起こすのではないか。ひとたび炎症を起こして活性化したミクログリアは、さらに神経自体をも傷害し、脳の正常活動にさまざまな障害を引き起こす可能性があるという。

　では実際に新型コロナウイルス感染症によって脳に持続的な炎症が起きうるのだろうか。

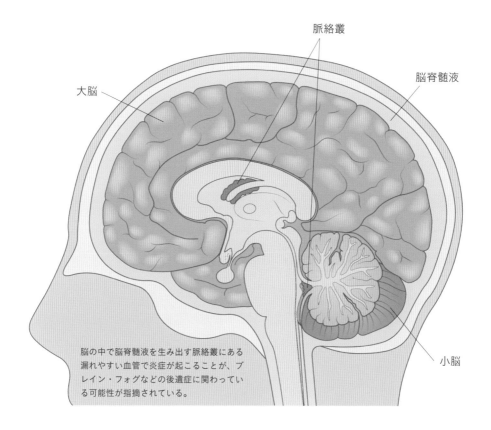

大脳

脈絡叢

脳脊髄液

小脳

脳の中で脳脊髄液を生み出す脈絡叢にある漏れやすい血管で炎症が起こることが、ブレイン・フォグなどの後遺症に関わっている可能性が指摘されている。

2021年6月に、『Nature』でスタンフォード大学のアンドリュー・ヤン博士らよって発表された論文では、新型コロナウイルス感染症で亡くなった8人の脳で脈絡叢とよばれる部位が炎症を起こし、そこから脳内に炎症が中継されることが報告されている。

さらにイェール大学の岩崎教授らは2021年1月に報告した論文で、iPS細胞から人工的につくった、いわば"脳のミニチュア"に新型コロナウイルスを感染させる実験を行い、脳の神経細胞に新型コロナウイルスが直接感染しうることを示している。神経細胞を伝って新型コロナウイルスが脳に侵入できれば、脳内で炎症が引き起こされ、ミクログリアが興奮状態に陥る可能性がある。実際に、査読前のプレプリントではあるが、岩崎教授らが発表した論文では、新型コロナウイルス感染症による炎症で活性化したミクログリアが神経細胞やアストロサイトといったほかの脳内細胞を傷害するこ

とが報告された。

脳への感染経路としてほかにも指摘されているのが、鼻腔上皮を介したものだ。鼻腔上皮の細胞にはACE2がたくさんあり、そこがウイルスの侵入口となって嗅覚を司る脳の部位である嗅球への感染が起こると考えられている。

先ほど、自己抗体のところでも出てきたエプスタインバー・ウイルス（EBV）はME/CFSの原因となっているウイルスの1つであり、EBVの再活性化とそれに続く炎症がブレイン・フォグなどのロングコビットをもたらす可能性も指摘されている。

現状では新型コロナウイルスによるブレイン・フォグはME/CFSとの類似性を手がかりにして発症メカニズムについての研究が始まった段階だ。そのため症状に合わせた対症療法が行われているが、メカニズムと症状の関係がよりクリアになってくれば治療効果の高い方法も見えてくるはずだ。

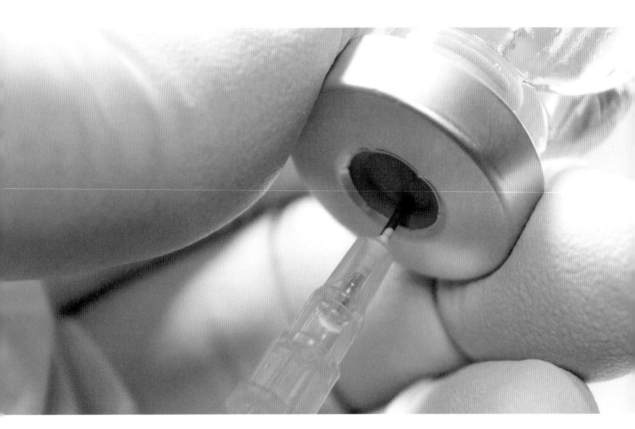

chapter 7

ワクチンの開発

ウイルスに対抗する人類の切り札として登場した mRNA ワクチン。

そこには科学者たちの数十年におよぶ研究成果と英知が詰め込まれている。

その驚異的な有効性は日常を取り戻す大きな希望となった一方で

開発から接種方法の選択、その分配に至るまで

人類の知性をかけたワクチン戦略が問われ続けている。

ワクチン革命を追う。

新型コロナウイルスの構造模式図
パンデミック発生から1年以内にさまざまなアプローチを利用した、150以上のワクチン開発が始まった*。

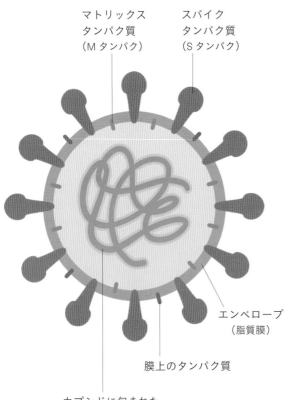

マトリックス
タンパク質
（Mタンパク）

スパイク
タンパク質
（Sタンパク）

エンベロープ
（脂質膜）

膜上のタンパク質

カプシドに包まれた
1本鎖ゲノムRNA

主なワクチン候補

a

不活化ウイルスワクチン

ウイルスをはたらかないように
不活化、殺菌したものを利用する。
従来から行われてきた方法。

主な製造元：
シノバック・バイオテク（中国）、
KMバイオロジクス（日本：臨床試験中）

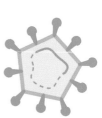

d

複製不能な
ウイルスベクターワクチン

複製できないように遺伝子改変
したウイルスに、スパイク
タンパク質などの遺伝情報
を入れ込み運び屋（ベクター）としたワクチン。

主な製造元：
アストラゼネカ（イギリス）、**ジョンソン＆ジョンソン**（アメリカ）、
ガマレヤ記念国立疫学・微生物学研究センター（ロシア）

g

DNAワクチン

プラスミドとよばれる環状の
小さなDNAにスパイクタンパク質
などの遺伝情報を組み込む
ようにしたワクチン。

主な製造元：
アンジェス（日本：臨床試験中）、
ザイダス・カディラ（インド）

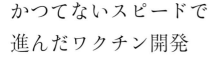

かつてないスピードで
進んだワクチン開発

　いよいよ人類が科学の叡智を結集し、新型コロナウイルスへの反撃を始める。それがワクチンだ。上にずらりと並んでいるのは、新型コロナウイルスに対して開発が進められたワクチンの種類を示している。武漢市で新型肺炎が確認されたのが2019年12月中旬。2020年3月の段階では、WHOはワクチン開発に少なくとも1年から1年半はかかる見通しと発表していた。ところが、そこから1年も経たない2020年11月18日には、ファイザー＆ビオンテック社（以後、ファイザー社）から4万4,000人以上を対象に行われた臨床試験第3相の結果が発表された。その発症予防における有効率はなんと95％を示した。もう1つのmRNAワクチンであるモデルナ社製も同じく臨床試験第3相で有効率94％を示した。いずれもこのスピー

b

スパイクタンパク質ワクチン

昆虫や哺乳類細胞、酵母などで
スパイクタンパク質をつくり、
それをワクチンとして使用する。

主な製造元：
ノババックス（アメリカ）、
サノフィ（フランス：臨床試験中）、
塩野義製薬（日本：臨床試験中）

c

ウイルス様粒子（VLP）
をベースとした
組換えタンパク質ワクチン

新型コロナウイルスの外側を
利用した遺伝情報のない殻を
利用するワクチン。

主な製造元：
田辺三菱製薬（日本：臨床試験中 / カナダ：承認）

e

複製可能な
ウイルスベクターワクチン

スパイクタンパク質をつくる
弱毒化したウイルスや、ヒトに
病気を起こさないようにほかの
動物のウイルスを使う。鼻腔など
粘膜表面に投与できる可能性がある。

主な製造元：
アビメックス（メキシコ：臨床試験中）

f

表面にスパイクタンパク質を
表示する不活化ウイルス
ベクターワクチン

使用前に不活化して使用する。

主な製造元：
ワクチン医学生物学研究所（ベトナム：臨床試験中）、
ブタンタン研究所（ブラジル：臨床試験中）、
政府製薬組織（タイ：臨床試験中）

h

mRNA ワクチン

脂質の中にスパイクタンパク質
などの遺伝情報をもった
mRNA を入れたワクチン。

主な製造元：
ファイザー & ビオンテック（アメリカ）、
モデルナ（アメリカ）、第一三共（日本：臨床試験中）、
ワルバックス・バイオテクノロジー（中国：臨床試験中）、
バイオネット・アジア（タイ / フランス：臨床試験中）

※太字はすでにいずれかの国で
承認を受け、上市されたワクチン
（2022 年 4 月 28 日現在）

＊参考：Aled M. Edwards, et al: Stopping pandemics
before they start：Lessons learned from SARS-CoV-2.
Science 375 (6585)：1133-1139, 2022

ド感と有効率はこれまでのワクチン開発では考えられないものだった。

「ワクチンの臨床試験がまさに行われようとしていた 2020 年 7 月の段階では、アメリカ食品医薬品局（FDA）がワクチンの有効性の目安として挙げていたのは、50％以上の発症予防効果でした。ところが、mRNA ワクチンはその予想をはるかに上回る高い数字をはじき出したんです」

長年、大阪大学で遺伝子治療の研究を行って

きた中神啓徳寄附講座教授はそう教えてくれた。毎年予防接種が行われているインフルエンザワクチンでは、有効率は 60％程度だという。インフルエンザはすでにかかったことがある人がほとんどなので、比較対象として適切かという問題はあるものの、90％以上という数値は当初期待されていたよりもはるかに高い数値だったことがわかる[1]。ちなみに有効率 90％というのは、100 人がワクチン接種を受けたらそのうちの 90 人が病気にかからないということ

ではない。臨床試験においてワクチンを接種したグループが100人、未接種のグループも同数の100人いたとして、その有効率は一定期間経ったあとの発症者数を比較することで求められる。例えば未接種のグループでの発症者が50人だったのに対し、ワクチンを接種したグループでは発症者が5人に抑えられていたとする。この場合、ワクチンの効果で発症者数を50人から45人減らしたと考えられ、これを割合に換算すると発症者を90%減少させたことになる。これが有効率の意味するところだ。

mRNAワクチンを支えたパッケージ技術

なぜ今回、非常に効果の高いワクチンが1年足らずという短期間で開発できたのだろうか。これまでのワクチンの開発では、安全性の確認を含めて5年から10年はかかるとされてきた。従来のワクチンの原料はウイルスそのものであり、開発を進めるためにはウイルス、あるいは抗原となるタンパク質を効率よく大量に増やす必要があった。タンパク質の場合、1つ1つの性質が大きく異なるため、それぞれのタンパク質ごとに大量に増やす方法を見いださなければならず、長い時間を要してきた。一方、新型コロナウイルスでこれほど時間が短縮

された大きな理由は、mRNAワクチンがこれまでのワクチンと異なり、タンパク質をウイルスの遺伝情報として組み込んで体内でつくらせることができるからだ。mRNAの性質は配列が変わっても大きく変わらないため、一度mRNAを使ったワクチンの製造方法が確立できていれば、原理上、遺伝子情報を書き換えるだけでさまざまなワクチンに応用できるようになる。モデルナ社やビオンテック社では、新型コロナウイルスのワクチンの前に、ジカウイルス[2]などに対するRNAワクチンの臨床試験などを進めてきた。新型コロナウイルスのワクチンが短期間で完成したのは、これらの長年にわたる技術的な下積みがあった上で、その遺伝子情報を書き換えるだけで応用することができたからである。

武漢市での新型肺炎の報告から間もない2020年1月10日にはGISAID（p.4）のデータベースにほぼ完全な新型コロナウイルスの遺伝情報が投稿された。中国の研究者が肺炎患者のサンプルを繰り返し分析することで完成させた貴重な情報だった。この遺伝情報さえあればウイルス自体を入手できなくても、世界のどこにいようともmRNAワクチンの設計に入ることができた。ウイルスを利用するワクチンと比較して製造工程がシンプルであり、工場での大量生産が可能な製造技術もすでに確立されていた。大幅な時間短縮を可能にし、次の段階へと進むことができたのだ。

mRNAワクチンはとてもシンプルな構造を

1: 一般に有効率によってワクチンの利用目的は異なることが知られている。高い有効率をもつワクチンは、集団から病原体を排除するために使われることが多い。インフルエンザワクチンのような60%という有効率は、発症は防げなくても本人を重症化から守るという目的のために使われる。
2: 蚊が媒介するウイルスで、感染しても症状はないか、ごく軽い。ただし、胎児が小頭症などの先天性の障害を起こす可能性がある。

している。脂質ナノ粒子とよばれる小さな油の粒の中に、新型コロナウイルスの遺伝情報であるmRNAが格納されているだけだ。なぜこれを筋肉に注射するだけで、有効率90％以上という高い発症予防効果がもたらされるのだろうか。

「mRNAワクチン開発において重要な点が2つあります。1つはmRNAそのものの工夫、もう1つは私の専門である『ドラッグ・デリバリー・システム（DDS）』の開発です」脂質ナノ粒子の研究を長年行ってきた東北大学大学院薬学研究科の秋田英万教授は言う。

新型コロナウイルスのmRNAワクチンに使われている脂質ナノ粒子は、もともとは薬を特定の細胞や臓器だけに届けるためのDDSとよばれる技術の1つだ。ねらった場所だけに薬を届けられれば、少ない量でも高い効果を発揮できたり、副作用の問題を少なくしたりできる。今回のmRNAワクチンにはどんな工夫が施されたのか。

「mRNAを包み込んでいる脂質には、『第三級アミン』という構造が搭載されています。この構造は集まると中性になり、pHが変わると細胞膜と相互作用できるように性質を変えるのです」と、秋田教授は説明してくれた。mRNAワクチンは細胞の外では電荷をもたず、投与部位から広がりやすく、また一部は免疫の活性化に重要なリンパに流れることができる。一方で、細胞内でpHが酸性に傾くと、今度は第三級アミンの電気的な性質が変化し、細胞内へmRNAが放出される。世界各国の製薬会社がそれぞれに工夫をこらした第三級アミンの構造を開発し特許を取っている。それらが今回、新型コロナウイルスのmRNAワクチンに

も利用され、ウイルスの遺伝情報を確実に細胞に送り込むための技術として応用された。秋田教授の研究室でも、第三級アミンを利用した「ssPalm」という脂質ナノ粒子を開発し、日本発のRNAワクチンやがん治療などに使われる核酸（DNAやRNA）のDDSとして使われているという。mRNAを狙った細胞内へ届けて、免疫反応を確実に誘導するDDSの技術が、mRNAワクチンの高い有効性に大きく貢献している。

mRNAの
ほどよい免疫反応が
高い効果につながった

次は肝心の中身である遺伝情報mRNAだ。ここにも、ワクチンの効果を確実なものにするための数々の技術革新と工夫が施されている。今回のmRNAワクチンでは、新型コロナウイルスのスパイクタンパク質の遺伝情報が使われている。ワクチンが接種され、細胞内にmRNAが送り込まれると、この遺伝情報からスパイクタンパク質が次々とつくられる。このスパイクタンパク質が樹状細胞で取り込まれ、獲得免疫にその情報が伝えられると、抗体やキラーT細胞がつくられる。いざ、実際に新型コロナウイルスに感染した場合には、速やかに獲得免疫がはたらきはじめウイルスの増殖を防ぎ、発症や重症化を食い止めてくれる。

mRNAの研究・開発には、いくつもの難関

ウラシル部分

ウリジン　　　　N1-メチルシュードウリジン (m1Ψ)

mRNA ワクチン成功の鍵

天然の mRNA にはウリジンが使われているが、mRNA ワクチンはウリジンをシュードウリジン、正確には N1-メチルシュードウリジン (m1Ψ) に置き換えている。
これによって免疫反応をほどよく抑えられ、安定化させた。安定化によって mRNA からつくられるタンパク質の量も増えた。

を乗り越えてきた 10 年以上の歴史がある。中心となって研究を進めたのは、ハンガリー生まれのカタリン・カリコ博士らだ（新型コロナウイルスの mRNA ワクチン開発への多大な貢献によって、いま最もノーベル医学・生理学賞に近い人物とも言われている）。そもそも mRNA は不安定な物質で、接種してもすぐ壊れてしまうという問題があった。また、細胞内には異物であるウイルスの RNA を感知する TLR や MDA5 や RIG-I などのセンサー群 (p.44) があり、これらが反応した結果、強い炎症反応が起きて細胞が壊れるという問題もあった。

カリコ博士らは mRNA にさまざまな工夫を加えることでこれらの問題を解決することに成功した。中でも重要な発明が「シュードウリジン (m1Ψ: N1-メチルシュードウリジン)」という物質を利用したことだ。RNA の遺伝情報は、「ウラシル (U)」「チミン (T)」「グアニン (G)」「シトシン (C)」という 4 種類の塩基の並びになっている (p.15)。このうち、ウラシル (U) を含む部分（ウリジン）をシュードウリジンに置き換えると、その RNA は異物を感知する TLR などのセンサーから逃れ、過剰な炎症反応が起こらなくなることを発見した。TLR[3] は 1 本鎖

RNA やウリジンと結合することで RNA を感知していたのだが、結合しにくいシュードウリジンに置き換わったために、感知しにくくなったのだ。さらにこのシュードウリジンによって不安定だった RNA が壊れにくくなり、細胞内でつくり出されるタンパク質の量が増えることもわかった。

もう 1 つ、カリコ博士は mRNA を異物センサーに感知されにくくする巧妙な方法を発見した。それは例えて言うならば、ワクチンのターゲットとなるウイルスタンパク質の遺伝情報をもつ mRNA を"擬態"させるというものだ。じつはヒトの細胞の正常なはたらきでつくられる mRNA には、多くのウイルスの RNA には存在しない[4]「Cap 構造」とよばれる特別な構造や、「ポリ A 鎖」とよばれる塩基配列が含まれている。細胞内の異物センサーである MD5 や RIG-I はこれらの特徴の有無を見分けることで、ウイルスとヒトの mRNA を区別している。カリコ博士らはこれらの特徴を目的の mRNA に加えることで、あたかもそれがヒトの細胞内でつくり出されたものだと勘違いさせることに成功したのだ。カリコ博士らのこれらの発見は、mRNA ワクチンを一気に実用可

3: TLR7 や TLR8。
4: 新型コロナウイルスはこの Cap 構造とポリ A 鎖を兼ね備えている。

能な技術に押し上げたことから「カリコパラダイム」ともよばれている。

「新型コロナウイルスの mRNA ワクチンは免疫反応を呼び起こす具合とワクチンを細胞に届けるそのバランスが、絶妙にうまくいっていると考えられます」

中神教授は mRNA ワクチンが高い効果を示す最大の理由は、投与されたワクチンがいわば"疑似感染"を引き起こすことによって、実際のウイルス感染とほとんど同等の免疫反応を引き起こせるからだと言う。

脂質ナノ粒子に包まれた mRNA が、細胞膜に包まれて細胞内へと移動する。pH の変化によって、取り囲んだ細胞膜と融合し、細胞質に mRNA がぶちまけられる。シュードウリジンや Cap 構造などによって細胞内の mRNA を装ってはいるものの、それらの一部は、異物を感知する TLR や MDA5 といったセンサーに見破られて、細胞はウイルスに感染したと勘違いして、インターフェロンなどの警報物質を細胞外へ放出しはじめる。

細胞内に放出されたワクチンの mRNA はヒトの細胞のしくみを利用して新型コロナウイルスのスパイクタンパク質の部分だけをつくりはじめる。そして、実際に新型コロナウイルスが感染した場合とほぼ同じ経過をたどる。ワクチンを取り込んだ細胞からは炎症性サイトカインが放出され、樹状細胞などの抗原提示細胞が呼び寄せられる。樹状細胞は mRNA ワクチンを自身の細胞内に取り込み、スパイクタンパク質を自分の細胞内でつくることで HLA クラス I と HLA クラス II の両方にスパイクタンパク質由来の抗原をかかげて、リンパ節へと移動する。中神教授によると、樹状細胞は貪食して得たタンパク質よりも、自身の細胞内でつくったスパイクタンパク質由来の抗原のほうが効率的に HLA に提示できるという。リンパ節に移動した樹状細胞は、自分がかかげている抗原を認識できるヘルパーT 細胞と出会う。キラーT 細胞や抗体をつくる B 細胞が活性化し、それらの一部が本物の新型コロナウイルスに感染した場合に備えて、記憶細胞として維持される。

このように、mRNA ワクチンではウイルス感染と同じプロセスをたどることが、従来のワクチンとの大きな違いだ。

例えばインフルエンザで使われている不活化ワクチンでは、インフルエンザの抗原を病原性をもたないように不活化したものが注射される。不活化の名前の通り感染性はないため、このワクチンによって細胞内でウイルスのタンパク質がつくられることはない。炎症性サイトカインがつくられず、自然免疫をうまく刺激することもできない[5]。そのため、不活化ワクチンなどでは「アジュバント」とよばれる免疫反応を高める物質が入っている。

一方 mRNA ワクチンでは、RNA 自体に弱められてはいるものの、アジュバントのはたらきは残っており、細胞内の異物センサーである TLR などを刺激する。また、最近の報告では DDS として用いられている脂質ナノ粒子自身にも免疫活性化能があることがわかってきた。この効果によって不活化ワクチンなどに比べて効率よく自然免疫から獲得免疫への情報伝

5：インフルエンザの場合、すでに感染している可能性が高いため、自然免疫をそれほど刺激する必要がない。

達が行われ、より多くの抗体やキラーT細胞がつくり出される。

実際に、mRNAワクチンをマウスに投与した研究では、獲得免疫が強く刺激されていることを示す胚中心（p.70）が効率的につくられ、キラーT細胞が大量に生産されることが確かめられている。

国内外から見えてきたワクチンの効果

臨床試験で90%以上の有効率を示したmRNAワクチンを武器に、人類は実世界でどのように新型コロナウイルスと戦ってきたのだろうか。

世界に先駆けて迅速なワクチン接種を進めたのがイスラエルだ。接種した国民の健康情報の引き渡しなどを条件にファイザー社と契約し、全国民に接種できるだけの量を確保。2020年12月19日から接種が始められた。その後、イスラエルから次々と報告されたファイザー社製ワクチンの有効性には目を見張るものがあった。当時、イスラエルでは感染力の強いアルファ株が主流であったにもかかわらず、ワクチンの接種が進むにつれて感染者数も重症者数も抑えられていった。2021年4月中旬には野外でのマスク着用規制が解除され、4月後半には1日の死者数が0を記録した。イスラエル国民約60万人のデータから発症予防における有効率は94%と報告され、臨床試験と同等の効果が実世界においても確かめられた。

イスラエルがいち早くワクチン接種を実現できた背景には、IT化が進んだ国であることが関係している。デジタル化された電子カルテがあり、ワクチン接種者の情報収集やワクチン接種時の管理などに有効に機能したのだ。こうして得られたワクチンに関するデータを全世界に公表していくことを条件に、イスラエルはファイザー社との契約を取りつけたと言われている。製薬会社にとっても、ワクチンの効果や副反応に関する大規模なデータを入手できることは全世界へワクチンを展開していく上での大きなメリットになった。各国の政府もイスラエルから発表された結果を参考に、ワクチン接種の戦略を決めていくことができた。

イスラエルではその後、デルタ株の登場によって、6月頃から再び感染者数が増えはじめた。8月からは60歳以上の国民にワクチンの3回目の接種が進められた。イスラエル国民100万人以上のデータから、3回目の接種の効果を調べた研究では、感染率は3回目を受けた人のほうが11.3倍低く、重症化率も19.5倍低いという結果が報告された。しかし、イスラエルでもオミクロン株の出現によって感染者数が増え、2022年1月下旬には新規感染者数はそれまでで最多の8万5,000人にまで膨れ上がった。オミクロン株ではスパイクタンパク質に30個もの変異が起きたために、ワクチン接種でつくられた抗体やキラーT細胞の効果が低下してしまったためだ。こうした状況下において、イスラエルでは2022年1月から高齢者と18歳以上で基礎疾患をもち、3回目接種から5か月以上あいた人に対しての4回目の接種が進められた。査読を受けていないプレプリントのデータだが、4回目の接種による有効率は

ファイザー社製が30%、モデルナ社製が11%と報告されている。

日本でも、2021年4月12日から60歳以上の高齢者への優先接種が始まった。2022年3月4日時点での1回目接種完了が全人口の80.4%、2回目接種完了が79.2%、3回目接種完了が22.9%となった。2021年8月1日から8月31日まで（デルタ株に9割が置き換わった時点）のファイザー社製ワクチンの2回接種後14日間以上の有効率は87%と国立感染症研究所より報告されている。さらにオミクロン株に対する暫定的な結果も2022年2月15日付けで発表されており、2回接種6か月以降では53%、3回接種後では81%となった。

ここまで見てきたように、mRNAワクチンは非常に高い有効性を示した一方で、変異株の登場によってその有効率は低下してきた。もともとワクチンの効果は永続的に続くものではなく、接種後1〜3週間でピークに達し、その後抗体の量は減っていく。抗体の量が減ってくれば感染そのものは防ぎにくくなるが、ウイルスが体内に入ってきても無防備なわけではなく、ワクチン接種でつくられた記憶細胞たちがはたらきはじめ抗体やキラーT細胞が活躍することで重症化を防いでくれることがそもそも重要なはたらきとされている。

このようなワクチンによる免疫記憶はどれくらいの期間維持されるのか。2021年7月に科学雑誌『Nature』にワシントン大学のジャクソン・ターナー博士らによって報告された論文では、ファイザー社製とモデル社製のワクチンでつくられた免疫記憶は少なくとも1年は続く可能性があると示されている。ただし、個人の免疫特性やウイルスの変異によっても状況は変化するので注意は必要だ。今後も新たな変異株が出現していくと予想されているが、mRNAワクチンの大きな利点として、変異株の遺伝情報さえあれば、新たなワクチンを迅速に設計できる点がある。今後の新型コロナウイルスの感染状況次第ではあるが、次に私たちが接種するワクチンは、変異株に対応した新しいワクチンかもしれない。

mRNAワクチン以外にも新型コロナウイルスの遺伝子を使ったワクチンとして実用化された主なものに、ウイルスベクターワクチン（p.98・99図中のd）がある。これは「ベクター（運び屋）」とよばれる無害なウイルスに、新型コロナウイルスのスパイクタンパク質をつくる遺伝子を組み込んで、そのウイルスごと投与するワクチンだ。無害なウイルスが細胞に感染することで、新型コロナウイルスのスパイクタンパク質がつくられ、免疫反応が引き起こされる。イギリスのアストラゼネカ社やアメリカのジョンソン＆ジョンソン社が開発したワクチンがこのタイプのものだ。イギリスやブラジルなどで行われたアストラゼネカ社製のワクチンの臨床試験では、発症を防ぐ効果は投与する量によって結果が異なるものの、平均すると70.4%という高い効果が報告されている。

これらのウイルスベクターワクチンの大きな特徴となっているのが、使われている遺伝情報がmRNAではなくDNAであるという点だ。じつはこのことが大きな利点をもたらしている。DNAはRNAに比べて安定な物質であるため、2〜8℃の冷蔵庫で保存することができる。一方のmRNAワクチンでは、ファイザー社製は長期保存のためにはマイナス80℃まで下げられるディープフリーザーとよばれる特

殊な超低温冷凍庫、モデルナ社製ではマイナス20℃の冷凍庫が必要となる。電力供給や流通インフラの整っていない途上国や僻地へのワクチン供給において、ワクチンの保存の容易さは大きなメリットとなる。先進国と途上国でのワクチン格差が問題となる中で、日本政府も国際的なワクチン供給の枠組みである「COVAXファシリティ」を通じて、中東やアフリカ諸国など東南アジア太平洋島嶼国などに対して、日本で製造したアストラゼネカ社製のワクチンを供給する方針を明らかにしている。特性の異なるワクチンをうまく使い分けて、迅速にワクチンを世界中に行き届かせることが、パンデミックにいち早い収束をもたらす鍵を握っている。

ワクチンの副反応

　新型コロナウイルスのワクチン接種が進むにつれて多くの人が経験したのが、接種直後の発熱や痛み、倦怠感などの副反応だ。厚生労働省が2021年8月にファイザー社製とモデルナ社製のワクチンについて副反応の種類と発生率をまとめたデータがある（下表）。いずれのワクチンでも発生頻度が50%を超えていたのが、疼痛、倦怠感、頭痛。38℃以上の発熱に関してはモデルナ社製のほうが頻度は高く、2回目接種においてファイザー社製が21.3%なのに対し、モデルナ社製では61.9%だった（ただし、2種類のワクチンは接種している年齢が違うため、数字を単純に比較できない点には注意が必要だ）。いずれにせよこれらの副反応は接種から3日程度で消失するもので、解熱鎮痛薬を服用することで症状を緩和することもできる。

ワクチンの副反応	ファイザー社製		モデルナ社製	
	1回目	2回目	1回目	2回目
疼痛	92.6%	89.5%	86.5%	88.2%
倦怠感	23.2%	68.9%	26.8%	83.9%
頭痛	21.4%	53.1%	17.4%	67.6%
かゆみ	8.0%	11.9%	5.3%	13.7%
発熱（38.0℃以上）	0.9%	21.3%	2.1%	61.9%

厚生労働省は2021年8月の段階で接種に影響を与えるような大きな懸念は現時点で見当たらないとしている。
2種類のワクチンは接種している年齢が異なるため、単純な比較はできない。
（厚生労働省研究班）

ワクチン接種直後に起こりうる重篤な副反応として注意が必要なのが「アナフィラキシー」とよばれる重いアレルギー症状だ。蕁麻疹などの皮膚症状、腹痛や嘔吐などの消化器症状、息苦しさなどの呼吸器症状が急に起こり、重い場合では血圧や意識レベルの低下を伴うこともある。厚生労働省が2021年6月にまとめたデータによると、ファイザー社製ワクチンの接種において、1,300万回の接種のうちアナフィラキシーに該当する症状が報告されたのは169件で、およそ7万7,300回に1件の割合だとされている。ワクチン接種会場や医療機関ではこのような症状が出た場合にも対応できるよう、アレルギー反応を抑え込む薬などさまざまな医薬品などが準備されている。

一方で、頻度は低いものの健康に長期的な影響をおよぼす重大な副反応とされているのが心筋炎と心膜炎だ。心臓は主に筋肉からなり、周囲は心膜という膜で覆われている。内側の筋肉に炎症が起きるものを心筋炎、周囲の膜に炎症が起きるものを心膜炎という。

イギリスでは2020年12月9日〜2022年1月5日の期間に行われた約1億3,000万回の接種から、ファイザー社製ワクチンの接種による心筋炎の疑いが100万回接種当たり12件、心膜炎の疑いが9件。モデルナ社製では心筋炎の疑いが100万回接種あたり55件、心膜炎の疑いが31件と報告されている。

日本におけるワクチン接種後の心筋炎・心膜炎の発生率については厚生労働省から2022年1月に発表された資料がある。ファイザー社製ワクチンの2回目接種では心筋炎の疑いが100万回当たり2.4件、心膜炎の疑いが100万回当たり1.1件だった。モデルナ社製では心筋

炎の疑いが100万回当たり11.2件、心膜炎の疑いが2.1件だった。アストラゼネカ社製については、心筋炎・心膜炎ともに0件だった。また同じ厚労省の資料では、ワクチン接種後の死亡疑いの例も報告されている。ファイザー社製では100万回接種当たり8.2件、モデルナ社製では100万回接種当たり2.0件だった。アストラゼネカ社製は40歳以上の接種で100万回接種当たり8.7件となっている。症状の概要に記載された死因はファイザー社製では虚血性心疾患136件、心不全123件、出血性脳卒中106件、モデルナ社製では出血性脳卒中10件、虚血性心疾患9件、心筋炎関連事象5件が挙げられていた。現時点においては、新型コロナウイルスワクチンと死亡の因果関係があると結論づけられるものはないとしている。

日本ではあまり取り沙汰されなかったが、ヨーロッパでワクチン接種の重篤な副反応として注目されたのが、アストラゼネカ社製ワクチンによる血栓の事例だ。2021年3月にドイツやフランスでアストラゼネカ社製ワクチンの使用が一時中断されるというニュースが報じられた。接種した人の中で血栓症での死亡例が複数生じたためだった。欧州医薬品局の発表によれば、アストラゼネカ社製ワクチンを接種した500万人のうち、血栓の問題が出たのは30人。そのうち少なくとも15人死者が出た。そのほとんどは65歳以下の女性だった。その後、アストラゼネカ社が主導した論文の報告によれば、5億6,200万人の接種者のうち血栓症が発生した割合は100万人当たり2.3件だったとされている。発生頻度の低さから、ワクチン接種による利益の方が血栓症のリスクを上回ると判断され、使用停止はすぐに撤回されて

いる。しかし若年層においては新型コロナウイルスによる死亡率が低いことから、ワクチンによる血栓症のリスクが利益を上回っている可能性を指摘する論文も出ている。

ワクチン接種によって血栓ができた理由についてはいくつかの仮説がある。ドイツ・グライフスヴァルト大学の血液凝固の専門家であるアンドレアス・グライナッハー博士らは、ワクチンによって生じた血栓はヘパリンという薬の副作用である「ヘパリン性血小板減少症（HIT）」でつくられる血栓に似ていることを突き止めた。ヘパリンは「血小板第4因子（PF4）」とよばれるタンパク質と結合し複合体を形成する。この複合体に対する自己抗体が生み出されることで、血液凝固反応を引き起こすことが

あると考えられている。ワクチン接種によって何らかの自己抗体がつくり出された結果、血栓が生じたのではないかとグライナッハー博士らは推測している。原因が突き止められれば、血栓ができやすい人へのワクチン接種を控えることや、万が一症状が出た場合にも早期に治療ができる可能性がある。

mRNAワクチンの開発の速さ、有効性の高さ、世界中でその安全性に関わるデータが得られたことで、今後の感染症に対するワクチンにはmRNAワクチンが主流になるだろう。とにかく有効性の高いワクチンをなるべく多くの人に少しでも早く届けていくことが、こうした流行性の感染症では重要になる。しかし健康上の理由で利用できない場合や、管理の難しさ、

心筋炎・心膜炎が疑われた報告頻度の比較（男性）

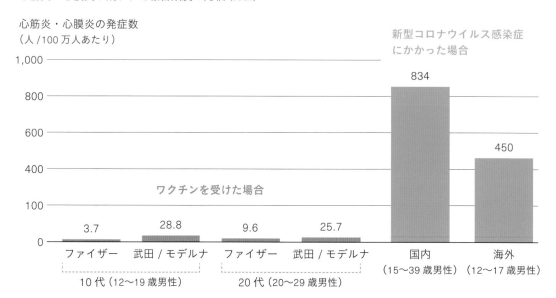

心筋炎・心膜炎の発症数
（人 /100 万人あたり）

（第 70 回厚生科学審議会予防接種・ワクチン分科会副反応検討部会、令和 3 年度第 19 回薬事・食品衛生審議会薬事分科会医薬品等安全対策部会安全対策調査会）

価格面、政治的な理由などでmRNAワクチンを十分な量を確保できない場合も生じてきた。

　これから新型コロナウイルスに対する新たなワクチンとして、上気道をターゲットとすることでより効果が高いと目される経鼻ワクチンや、どんな変異株にも対応可能なユニバーサルワクチン、タンパク質を使ったワクチンやより安価で大量につくれるワクチン、国産ワクチンなど後発のさまざまなワクチンが出そろってくる予定だ（p.98・99図）。選択肢が増えてくれば、年齢層や性別、遺伝情報、感染状況、体質に合わせたより副反応が少なく効果的なワクチンの選択も細やかに設定できるようになるだろう。

　世界的な供給が期待されるのは、いくつかの国で進められているmRNAワクチンの開発だ。中国ワルバックス・バイオテクノロジー社が開発中のmRNAワクチンは、詳細は明かされていないものの、冷蔵庫で保管できるという。タイとフランスの企業バイオネット・アジア社のmRNAワクチンは臨床試験第2相まで進んでおり、ファイザー社製やモデルナ社製より低価格で年間最大で1億回のショットを用意できるとしている。ブースターショットも含め、世界で15以上の新たなmRNAワクチンが上市に向けて臨床試験に入っている。

　世界中の人たちに有効性の高いmRNAワクチンが行き届くことはコロナ禍の希望の光でもある。新型コロナウイルスに対して集団免疫の獲得という戦略は厳しいとされる現状であっても、何より、免疫力の弱い人、リスクを背負った人びとの命を救うことになる。

chapter 8

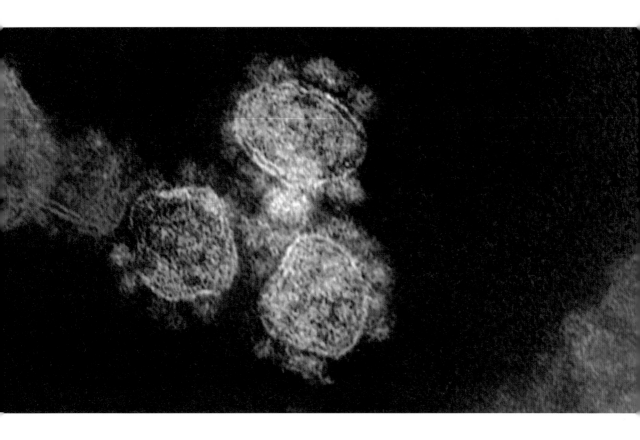

ウイルスと
ともに生きる

人類誕生のはるか前から地球上に存在し続けてきたウイルス。
感染症の原因となるだけでなく、生命進化や生態系の一員として
欠かせない存在であることが明らかになってきた。
私たちとウイルス、その分かちがたい関係を見つめる。

写真：新型コロナウイルスはいったいどのようにして生まれたのか。
その起源について研究が続けられている。
（提供：NIAID）

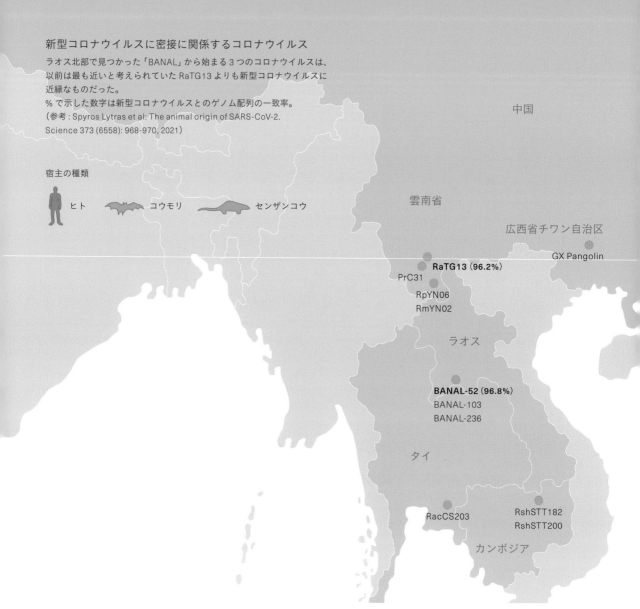

新型コロナウイルスに密接に関係するコロナウイルス

ラオス北部で見つかった「BANAL」から始まる３つのコロナウイルスは、以前は最も近いと考えられていた RaTG13 よりも新型コロナウイルスに近縁なものだった。
％で示した数字は新型コロナウイルスとのゲノム配列の一致率。
（参考：Spyros Lytras et al: The animal origin of SARS-CoV-2. Science 373 (6558): 968-970, 2021）

宿主の種類

ヒト　　　コウモリ　　　センザンコウ

中国

雲南省

広西省チワン自治区

RaTG13（96.2%）
PrC31
RpYN06
RmYN02

GX Pangolin

ラオス

BANAL-52（96.8%）
BANAL-103
BANAL-236

タイ

RshSTT182
RshSTT200
RacCS203

カンボジア

謎に包まれた
新型コロナウイルスの起源

　２年以上にわたり、人類を翻弄してきた新型コロナウイルス。わずか１万分の１mmほどのサイズのものに世界中が振り回されている。このウイルスは、いったいどこからやってきたのだろうか。

　その起源を探る手がかりとなるのが新型コロナウイルスとゲノム情報がよく似ている近縁のウイルスの生息分布だ。上の図はこれまでに新型コロナウイルスの主な近縁のウイルスが、どこで発見されたのかを示したもの。最も近いゲノム配列をもっているのは2021年９月に報告された「BANAL-52」というウイルスで、ラオスの洞窟に生息するマレーキクガシラコウモリ（*Rhinolophus malayanus*）から採取されたウイルスだ。このウイルスは新型コロナウイルスと96.8% の同一性を示した。この BANAL-52 が発見されるまで最も新型コロナウイルスに近縁とされてきたのは、中国雲南省墨江の鉱山に生息するナカキクガシラコウモリ（*Rhinolophus affinis*）から見つかった「RaTG13」というコロ

武漢市
SARS-CoV-2

CoVZXC21
CoVZC45

Longquan140

広東省
GD Pangolin

ナウイルスで、96.2%のゲノム配列が一致している。いずれのウイルスもキクガシラコウモリの仲間から見つかったものであることから、新型コロナウイルスももともとはこの種類のコウモリの体内に寄生していたのではないかと推測されている。中国南部からラオスとミャンマーにかけての山岳地帯には広大なカルスト地形が広がっており、コウモリの生息に適した洞窟が数多く存在することで知られている。これらの地域では、コウモリを含めた野生動物が食用や薬の原料として市場で取り引きされてきた歴史がある。ヒトと野生動物が濃厚接触する中で、新型コロナウイルスがヒトへと感染しはじめた可能性がある。

　WHOは2021年3月に新型コロナウイルスの起源に関するレポートを発表した。そこでは大きく4つの可能性が挙げられている。

1. 新型コロナウイルスが感染を繰り返しているコウモリのような生きものから、何かしらの中間動物への感染が広がり、そこからヒトに感染した。
2. コウモリからヒトに直接感染した。
3. 感染した冷凍肉からヒトへ感染した。
4. 実験室での事故が最初の感染につながった。

　このレポートでは、1の可能性が最も高く、次に2の可能性が高いとしている。このWHOの報告書が出されたあと、実際にラオスで新型コロナウイルスにゲノム情報が非常に近いBANAL-52が見つかったことで、1や2のようなシナリオであった可能性はさらに高まっている。

　2022年2月には、査読前のプレプリントではあるものの、ウイルス発生初期の武漢市における感染者の位置情報などを手がかりにして、華南海鮮卸売市場内で野生動物を販売していた店が動物からヒトへウイルスが最初に感染した現場ではないかという分析結果も発表されている。しかしこれは決定的なものではなく、科学者の間で議論が続いている。すでにウイルス発生から2年あまりが経つ中で、初期に何があったのかを解明することは難しくなってきているというのが実情だろう。

　新型コロナウイルスの起源については、パンデミックの初期の頃から生物兵器としてつくられた人工ウイルスではないかといった陰謀説もささやかれてきた。結論から言うと、生物

兵器に使うためなどの目的で人為的にウイルスがつくられた可能性はほぼないと言える。

「もし軍事目的などのためにウイルスを操作するとしたら、まずコロナウイルスは選ばないでしょう。安定して操作するためには、ゲノムが30万塩基とあまりにも長く、しかも研究もそれほど行われていないため情報に限りがあります」と京都大学医生物学研究所の朝長啓造教授は語る。コロナウイルス以外にもっと扱いやすく研究も進んでいるほかのウイルスがあるのに、あえてコロナウイルスを使う理由がないというのが取材した研究者の共通した見解だった。

WHOのレポートの4では武漢ウイルス研究所での事故などで外部にウイルスが流出したことが想定されている。これもまた人工ウイルス説と並んで、新型コロナウイルスの起源としてインターネット上を飛び交った仮説の1つだ。

この説で新型コロナウイルスの起源として注目されたのが、2020年2月に武漢ウイルス研究所から報告されたRaTG13というコロナウイルスだ。このRaTG13は、2012年から2015年までの間に武漢ウイルス研究所の調査が行われた中国雲南省墨江にある鉱山の坑道から発見された。2012年に重度の肺疾患で入院した6名の患者が作業していた坑道と同じであり、患者のうち3名は亡くなっている。

鉱山労働者の死亡原因が、新型コロナウイルス感染症であった可能性はあるのだろうか。武漢ウイルス研究所からの論文によれば死亡した患者の血清からはコロナウイルスは見つかっていない。異なる研究者による分子生物学的な研究では、RaTG13はヒト細胞へ感染する可能性は低いと報告されている。別の調査では、坑道で見つかった6種類のコウモリすべてが異なるコロナウイルスに同時感染していたことも報告されている。こうした異なる種類のコロナウイルスが同時感染している状況では、ウイルス間で遺伝子の組み換えが起こりやすくなり、新たな進化が一気に生じる可能性が高まる。現状では自然発生を示唆する証拠が集まりつつある。ただし武漢ウイルス研究所がコロナウイルスに対して機能獲得実験をしていた報告はあり、事故で漏れ出した可能性も完全には否定できていない。

武漢華南海鮮卸売市場での発生を含め、いずれも現時点ではまだ決定的な証拠は挙がっておらず、自然発生と実験室の事故、その両方の可能性が検討されている。どのような経緯で新型コロナウイルスが誕生したのかがわかれば、今後新たなコロナウイルスを避ける方法や、あらかじめ感染源となりそうなウイルスを見きわめ、ワクチンや薬の設計などを進めるといった対応を検討できる。そのため、新型コロナウイルスの起源は大切な研究テーマとなっている。

ウイルスと共存する
コウモリ

コロナウイルスの仲間だけでなく、エボラウイルスやニパウイルス、マールブルグウイルスなど人類にとって致死的な感染症を引き起こすウイルスは、みなコウモリを自然宿主としている。不思議なのは、人間にとって危険なウイ

ルスを保有しながらもコウモリは病気になることなく生活していることだ。こうしたコウモリの生態や免疫のしくみを知ることで、新型コロナウイルスへの対応の仕方や今後のパンデミックに大きなヒントが得られるのではないか。新型コロナウイルスに最も近いゲノム配列のコロナウイルスを保有していたのは、キクガシラコウモリというコウモリだった。この種のコウモリたちはどのような体のしくみでコロナウイルスからの攻撃をかわしているのだろうか。

東京工業大学生命理工学院の二階堂雅人准教授は、哺乳類の進化のメカニズムについての研究を行っており、その一環としてオオコウモリのゲノム配列を解析している。オオコウモリは新型コロナウイルスとも関係が深いキクガシラコウモリの近縁亜種だ。研究の結果、オオコウモリがウイルスに対抗するための特殊な免疫を進化させてきた可能性が浮かび上がってきている。

二階堂准教授らはオオコウモリのゲノム解析で、塩基配列が変異してもアミノ酸配列が変化しない置換率（同義置換率 dS）と、変異によってアミノ酸配列が変化する置換率（非同義置換率 dN）の比（dN/dS 比）を計算した。全遺伝子の dN/dS の平均値と比較したときに、顕著に高い dN/dS 値を示す遺伝子がどの程度あるかによって、その種が積極的に変化を受け入れてきたかがわかるという。

結果として、オオコウモリには積極的に変化を受け入れる遺伝子が 250 個ほど見つかり、その多くが免疫系に関わるものだったという。

「オオコウモリの免疫系遺伝子における dN/dS 比の上昇は、コウモリ類の免疫系の特殊進化を物語っており、それは抗ウイルス耐性に関わるのでしょう」と二階堂准教授は教えてくれた。あとにくわしく述べるが、ある種のウイルスは感染時にウイルスの遺伝子を宿主のゲノムに組み込むことが知られている。二階堂准教授らのオオコウモリの研究では、ウイルスと似た機構でゲノム中を増幅する遺伝子群[1]がヒトを含むほかの哺乳類よりもかなり少ないことが明らかになった。ヒトでは半分程度であるのに対し、研究されたコウモリでは 35% 程度だった。このことを免疫遺伝子の特殊進化と考え合わせると、コウモリではウイルスに対する独自の免疫が発達しており、その免疫が遺伝子群の増幅を阻害している可能性があるという。実際にオオコウモリで抗ウイルス遺伝子が拡大している例も知られており、その中にはインターフェロンによって誘導される、ウイルス RNA を切断する酵素の遺伝子がある。

また、2020 年 7 月には科学雑誌『Cell Metabolism』にコウモリの特殊な免疫に関する興味深い論文が報告されている。シンガポール国立大学のブライアン・ケネディ教授らによる「The World Goes Bats（世界はコウモリへ向かう）」という論文で、コウモリがなぜ致死的ウイルスに耐性があるのか、そのことがコウモリの性質とどのように関わっているかが考察されている。

一言で言えば「コウモリは炎症を起こしにくい」ということだ。私たちヒトの免疫ではインターフェロンや TNF、IL-6 など炎症に関わる

1 : p.117 でくわしく説明するレトロトランスポゾンのこと。

サイトカンのはたらきによって、免疫細胞を活性化させてウイルスと戦っていた。そして、新型コロナウイルスではそれが過剰にはたらきサイトカインストームを引き起こすことで、重症化が引き起こされていた。ところが、コウモリではそうした炎症性サイトカインのはたらきを抑えるしくみが発達しており、その代わりにたとえば「オートファジー[2]」とよばれる方法でウイルスなどの異物を分解・除去しているという。

この論文では、コウモリが炎症を抑え込むように進化した理由として、飛行との関連が考察されている。コウモリは空を飛べる唯一の哺乳類だ。しかし、羽を羽ばたかせるという行為では筋肉や心肺機能に大きな負担がかかる。飛行中には急激な体温の上昇が生じ、激しい運動で筋肉細胞は壊れてしまう。ヒトであれば激しい炎症が起きてしまう状態だが、飛行の度にいちいち炎症性サイトカインがはたらき出して免疫反応が起こると、慢性的な炎症によってほかの臓器のはたらきなどに支障をきたしかねない。こうした問題に対処できるよう、コウモリは炎症反応をできるだけ低下させる方向に進化したのではないかとケネディ教授らは推測している。

さらにこのケネディ教授らの論文が秀逸なのは、コウモリの生態と現代人の生活を重ねて考察している点だ。多くのコウモリは巨大なコロニーをつくり、身を寄せ合って密に生活している。コウモリのコロニーは哺乳類の中では最も高い密度を誇るという。かつ、翼をもっていて非常に広範囲にまで移動する。この生活様式は、私たちヒトが都市で密集して暮らし、飛行機や車など交通手段を発達させて広範囲に移動を行うのとかなり似かよっていると論文は指摘している。

コウモリはこうした生活様式のために、進化の歴史の中でウイルスに感染される機会があまりにも多かったと推測できる。そのためウイルスと炎症で戦うのではなく、共存する方向に進化せざるをえなかったのではないかとケネディ教授らは考えている。別の論文では、コウモリがウイルス寛容、つまりある程度ウイルスに感染していることを許すことも報告されている。全面的に戦うのではなく、共存を許す。撲滅ではなく、そこにあることを前提で対応策を組む。コウモリはそこまで考えてはいないだろうが、お互いがお互いを淘汰する長い進化の末に自然と築かれてきた関係性だ。こんなところに新型コロナウイルスをコントロール下に置くヒントがあるのかもしれない。

コウモリは飛行し、密集して暮らすという生き方を6000万年から7000万年かけて洗練させてきた。一方で、人類が電車や飛行機などで長距離移動するライフスタイルを獲得してから、たかだか100年にも満たない。将来的には、薬の開発といった手段を使うことで、人類もコウモリのようにウイルスへの適応能力を手にすることができるようになるかもしれないとケネディ教授らは推測している。

2: 細胞が自らの一部を分解する自食作用のこと。

116

ウイルスからの遺伝子が哺乳類を誕生させた

　ここからは長い生命進化の歴史の中で、私たちの祖先とウイルスがどのように関わってきたかを考えていきたい。人類とウイルスとの関係性の深さを示しているのが、私たちの誰もがもっている遺伝情報だ。ヒトのゲノムには驚くほど大量にウイルス由来の遺伝子や、ウイルスの遺伝子に類似した塩基配列が含まれている。この事実が判明したのは 2003 年にヒトゲノム

の解析が完了したときだった。30 億あるヒトゲノムのうち、じつに 40% 近くがウイルスの遺伝子とよく似た「レトロトランスポゾン」であることがわかったのだ。トランスポゾンとはゲノム上のある場所から別の場所へと移動したり、複製した配列を挿入したりすることができる塩基配列で、"動く遺伝子" とよばれている。ヒトゲノムで見つかったのはトランスポゾンの中でも「レトロトランスポゾン」とよばれるもので、その起源については、レトロウイルスという種類のウイルスが私たちの祖先の生殖細胞へ感染してゲノムに入り込んだものではな

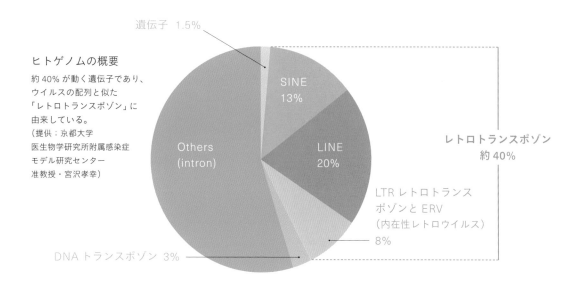

ヒトゲノムの概要
約 40% が動く遺伝子であり、ウイルスの配列と似た「レトロトランスポゾン」に由来している。
（提供：京都大学医生物学研究所附属感染症モデル研究センター准教授・宮沢孝幸）

遺伝子　1.5%

SINE
13%

LINE
20%

Others
(intron)

レトロトランスポゾン
約 40%

LTR レトロトランスポゾンと ERV
（内在性レトロウイルス）
8%

DNA トランスポゾン　3%

SINE（短鎖散在反復配列）：長さ 100〜700 塩基対で、タンパク質をコードしないトランスポゾン。多くの SINE は転写のときにアミノ酸を運んでくる tRNA に起源があり、LINE のタンパク質を利用して転移する。

LINE（長鎖散在反復配列）：ヒトでは 7,000 塩基対ほどもあるトランスポゾン。DNA を RNA に転写する逆転写酵素をコードする配列と、DNA を切断するエンドヌクレアーゼの配列によってゲノムへの挿入を行う。

DNA トランスポゾン：トランスポザーゼとよばれる転移酵素をコードする配列をもち、ゲノムの切り出しと挿入を行う。

intron（イントロン、介在配列）：ゲノムから転写はされるものの、最終的には切り出されてタンパク質には翻訳されない配列部分。

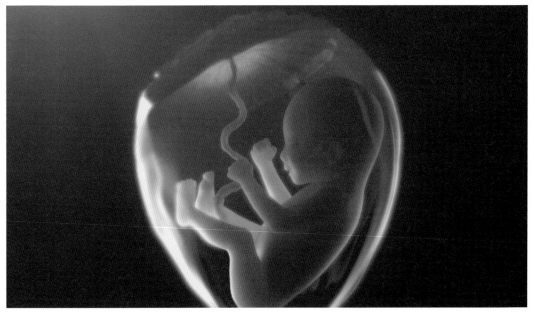

赤ちゃんを体内で育てるために欠かせない胎盤は、哺乳類の最大の特徴だ。

いかと考えられている[3]。レトロウイルスとは、RNAを遺伝情報として使っているウイルスの中でも、そのRNAをDNAに変換する「逆転写」を行う能力をもつウイルスのことで、よく知られたものにエイズの原因となるヒト免疫不全ウイルス（HIV）がある。逆転写されたDNAは宿主のゲノムに組み込まれ、潜伏感染するという特徴をもつ。ヒトゲノム中に40%も存在するという、レトロウイルス由来のゲノムにはどのような役割があるのだろうか。

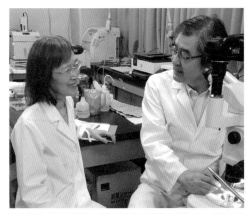

東京医科歯科大学難治疾患研究所の石野史敏教授と東海大学医学部の金児-石野知子教授はウイルス由来と考えられる遺伝子から哺乳類の胎盤が生まれたことを明らかにした。

それを教えてくれたのが、東京医科歯科大学難治疾患研究所の石野史敏教授と共同研究者でパートナーでもある東海大学医学部の金児石野知子教授だ。石野教授らは、レトロウイルスからもたらされた遺伝子が私たち哺乳類の進化に大きく関わっていることを発見した研究者だ。

なんと哺乳類の最大の特徴であり、赤ちゃんを体内で育てるために欠かせない胎盤が、レトロウイルス由来の遺伝子によって誕生したものだというのだ。石野教授らが「*PEG10*」と名づけた遺伝子は、ヒトを含むほとんどの哺乳類に存在するが、鳥類や爬虫類には存在しない。石野教授らが調べていくと、同じ哺乳類の中でもカモノハシやハリモグラなどの単孔類には存在しないことが明らかになった。単孔類は哺乳類のグループの1つだが、卵で子どもを産む（卵生）。さらに石野教授らは*PEG10*遺伝子をはたらかないように遺伝子操作すると、胎盤がうまくつくられないことを明らかにした。

「卵生から、お腹で子どもを育てる胎生に至るまでのどこかの段階で、レトロウイルスに感染したのです。おそらくネズミみたいな姿の動

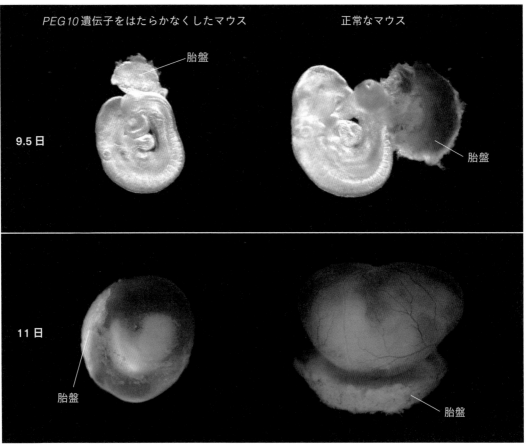

| PEG10遺伝子をはたらかなくしたマウス | 正常なマウス |

9.5 日 — 胎盤 / 胎盤

11 日 — 胎盤 / 胎盤

PEG10遺伝子をはたらかないようにすると、胎盤特有の細胞が増殖できず、完全な胎盤ができない。
酸素・栄養補給ができないため胎仔も受精後9.5日目以降は大きくなれずに徐々に溶けてしまう。
上は9.5日目、下は11日目で卵黄嚢に包まれた胎仔の姿。
（提供：上／山梨大学生命環境学部助教・志浦寛、下／国立医薬品食品衛生研究所毒性部室長・小野竜一）

物にウイルスの遺伝子が組み込まれたので
しょう。初期のうちは良いことも、悪いことも
しない中立的な遺伝子です。それがしばらくす
ると仲間の中で広がり、1つ変異が起きたこと
でPEG10遺伝子としてのはたらきが始まった。
PEG10遺伝子は生存に有利だったため集団の
中に固定され、そこから私たちは胎盤をもつよ
うな動物へと進化したということになります」
　石野教授はそう教えてくれた。ウイルスが結
果的に胎盤をもたらした。つまりウイルスがい
なければ、私たちヒトは誕生しなかったと言う

こともできる。
　石野教授によれば、レトロトランスポゾンは
進化史上、私たちの祖先が哺乳類となってから
格段に増えたという。レトロトランスポゾンは
ウイルスのように自身のDNA配列をコピーし
て増殖させる性質がある。それに対抗するため
に私たち哺乳類は、レトロトランスポゾンが勝
手にはたらかないようにする手段をもってい
る。それが「メチル化」というしくみだ。メチ
ル基をレトロトランスポゾンやその周囲の
DNAやタンパク質にくっつけることで遺伝子

3：レトロウイルスに関連することが確定しているのは約8％のLTR型レトロトランスポゾンである。しかし、残りの非LTRトランスポ
ゾンについてもウイルスとの関連性は否定できない。

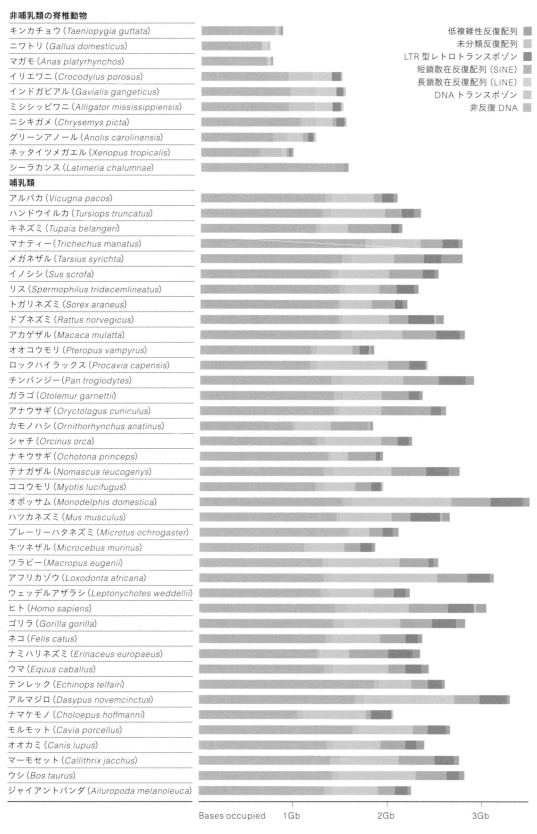

非哺乳類の脊椎動物

キンカチョウ (*Taeniopygia guttata*)	
ニワトリ (*Gallus domesticus*)	
マガモ (*Anas platyrhynchos*)	
イリエワニ (*Crocodylus porosus*)	
インドガビアル (*Gavialis gangeticus*)	
ミシシッピワニ (*Alligator mississippiensis*)	
ニシキガメ (*Chrysemys picta*)	
グリーンアノール (*Anolis carolinensis*)	
ネッタイツメガエル (*Xenopus tropicalis*)	
シーラカンス (*Latimeria chalumnae*)	

哺乳類

アルパカ (*Vicugna pacos*)
ハンドウイルカ (*Tursiops truncatus*)
キネズミ (*Tupaia belangeri*)
マナティー (*Trichechus manatus*)
メガネザル (*Tarsius syrichta*)
イノシシ (*Sus scrofa*)
リス (*Spermophilus tridecemlineatus*)
トガリネズミ (*Sorex araneus*)
ドブネズミ (*Rattus norvegicus*)
アカゲザル (*Macaca mulatta*)
オオコウモリ (*Pteropus vampyrus*)
ロックハイラックス (*Procavia capensis*)
チンパンジー (*Pan troglodytes*)
ガラゴ (*Otolemur garnettii*)
アナウサギ (*Oryctolagus cuniculus*)
カモノハシ (*Ornithorhynchus anatinus*)
シャチ (*Orcinus orca*)
ナキウサギ (*Ochotona princeps*)
テナガザル (*Nomascus leucogenys*)
ココウモリ (*Myotis lucifugus*)
オポッサム (*Monodelphis domestica*)
ハツカネズミ (*Mus musculus*)
プレーリーハタネズミ (*Microtus ochrogaster*)
キツネザル (*Microcebus murinus*)
ワラビー (*Macropus eugenii*)
アフリカゾウ (*Loxodonta africana*)
ウェッデルアザラシ (*Leptonychotes weddellii*)
ヒト (*Homo sapiens*)
ゴリラ (*Gorilla gorilla*)
ネコ (*Felis catus*)
ナミハリネズミ (*Erinaceus europaeus*)
ウマ (*Equus caballus*)
テンレック (*Echinops telfairi*)
アルマジロ (*Dasypus novemcinctus*)
ナマケモノ (*Choloepus hoffmanni*)
モルモット (*Cavia porcellus*)
オオカミ (*Canis lupus*)
マーモセット (*Callithrix jacchus*)
ウシ (*Bos taurus*)
ジャイアントパンダ (*Ailuropoda melanoleuca*)

凡例:
低複雑性反復配列
未分類反復配列
LTR 型レトロトランスポゾン
短鎖散在反復配列 (SINE)
長鎖散在反復配列 (LINE)
DNA トランスポゾン
非反復 DNA

Bases occupied　1Gb　2Gb　3Gb

哺乳類と哺乳類以外の脊椎動物でのゲノムにおけるトランスポゾン量の違い

哺乳類ではレトロトランスポゾンの割合 (▓▓ ▒▒ ░░ の部分) が高く、哺乳類以外の動物に比べて量も多くなることがわかる。

(Roy N. Platt, II, et al: Mammalian transposable elements and their impacts on genome evolution. Chromosome Research. 26 (1): 25-43, 2018 より改変)

をはたらかないようにできる。外からやってきたウイルスのゲノムがむやみやたらとはたらいては困る。そこでメチル基をいわば楔として打ち込み、遺伝子のはたらきを止める。このメチル化を利用して、さらにヒトを含む哺乳類では、父親と母親由来のゲノムで異なる遺伝子をはたらかせる新しいしくみ「ゲノムインプリンティング機構」を発達させたと石野教授は教えてくれた。

「哺乳類では約1%の遺伝子（全遺伝子を2万とすると、そのうち200遺伝子）が、このような制御を受けており、個体発生に重要な役割を果たしています」と石野教授は言う。例えば、先のPEG10遺伝子もゲノムインプリンティング機構の制御を受ける遺伝子の1つだ。ゲノムインプリンティング機構に関わる遺伝子の異常はヒト疾患にも関わっていることから体内で重要な役割を果たしていることがわかる。ゲノムインプリンティング機構の成立はウイルスの挿入と関連することも知られている。ウイルスから受け取ったDNAを巧みに制御し、利用することで、私たちヒトを含む哺乳類は新たな性質を獲得してきたのだ。

さまざまなウイルスが
ヒトゲノムに入り込む

新型コロナウイルスやインフルエンザウイルスもRNAウイルスではあるが、レトロウイルスではない。レトロウイルス以外でも、ヒトゲノムに遺伝子を組み込ませた例は存在するのだ

ろうか？　じつはある。しかもそこにはパンデミックが関わっている可能性があるという。

「ボルナウイルスはおよそ6500万年前〜4000万年前の間に自身のゲノムの一部をヒト祖先のゲノムの中に挿入しました」朝長教授はそう教えてくれた。

ボルナウイルスはRNAウイルスの一種だが、レトロウイルスではない。朝長教授らのこの発見は、レトロウイルス以外のウイルスが生物のゲノムに取り込まれていることを示した世界で初めての報告だった。

p.122の図の系統樹は朝長教授らが作成したもので、ボルナウイルスが生命進化のどの段階でゲノムに入ったかを示している。円の大きさは入ったボルナウイルスの断片の数を示している。大きいほど、たくさんのウイルス断片が入り込んでいる。私たちの祖先がくり返しボルナウイルスに感染した痕跡がゲノムの中に数多く残っていることがわかる。最も古い時代では、1億年前の白亜紀（図のA時点）に6個のボルナウイルスの断片が入り込んでいる。系統樹でヒトのつながりを見ると、4000万年前には最大級のボルナウイルスゲノムによる侵入が起きたことがわかる（図のB時点）。

「僕はね、ボルナウイルスによるパンデミックが起きたのではないかと思っているんです。ボルナウイルスは性質上、ゲノムの中に組み込まれやすいウイルスではありません。それなりのイベントがなければ、ここまで残っていることはないでしょう」と朝長教授は語る。恐竜が闊歩する時代に小さなネズミのような存在だったご先祖様たち（図のA時点）、さらには6500万年前以降に哺乳類の時代が始まり霊長類となったご先祖様たち（図のB時点）を、ボル

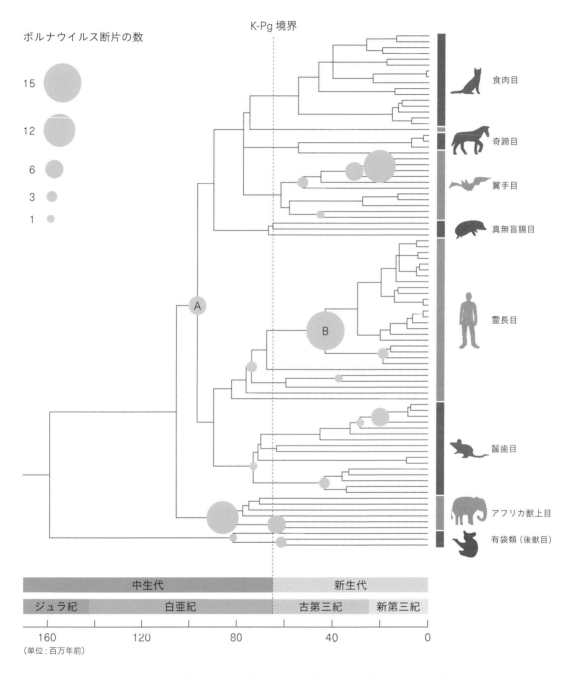

ボルナウイルス断片の数

15

12

6

3

1

K-Pg 境界

食肉目

奇蹄目

翼手目

真無盲腸目

霊長目

A

B

齧歯目

アフリカ獣上目

有袋類（後獣目）

中生代		新生代	
ジュラ紀	白亜紀	古第三紀	新第三紀

160 120 80 40 0

（単位：百万年前）

およそ1億年前からのボルナウイルスに感染したタイミングを表した図。系統樹上の円はボルナウイルスの断片が入り込ん
だ数を大きさで表している。ヒトへとつながる系統では、1度めはAの中生代、2度めはおよそ6500万年前〜4000万年前
（B：真猿下目）で多くのボルナウイルス断片が入り込んでおり、パンデミックなどの事件が起きたことが予測できるという。
ほかに示されている小さな円もボルナウイルス断片が進化系統上のどの時期で入り込んだかを示している。
K-Pg境界（約6500万年前）では天体衝突により恐竜が絶滅。そこから哺乳類の時代が始まった。
（提供：京都大学医生物学研究所教授・朝長啓造）

ナウイルスのパンデミックが襲った可能性があるというのだ。

「恐竜が絶滅した6500万年前を境にして霊長類は夜から昼の世界へと行動範囲を広げていきました。行動範囲の変化によって、食べるものや生息域も変わっていきます。それに従って、それまで出会っていたウイルスとは別のウイルスを保有する生きものに新たに接するようになったと思います」

では、新型コロナウイルスのゲノム情報が私たちの遺伝子の一部になることもあり得るのだろうか。じつは、すでにそれが起きている可能性を指摘した論文がある。

新型コロナウイルスに感染した後、症状が治まったあともPCR検査で陽性反応が出続けるという事例が報告されている。これらの事例の中には、新型コロナウイルスのゲノムが感染した人のゲノムに取り込まれていることが原因となっているケースがあるのではないかと論文は指摘している。

新型コロナウイルスがヒト細胞に感染すると、もともと私たちのゲノム内に存在しているトランスポゾンの一種「LINE-1」が活性化する。そして「LINE-1レトロトランスポジション誘導機構」というしくみによってヒトゲノムが切断され、そこに自分自身のコピーを挿入する。このときに、新型コロナウイルスのゲノムの断片を一緒に挿入してしまうというメカニズムが提唱されている。これによって、症状が治まったあともPCR検査が陽性になるのではないかというのだ。この論文は、遺伝子研究の大家であるマサチューセッツ工科大学のルドルフ・イエーニッシュ教授とリチャード・ヤング教授が関わって書かれたものだが、疑問を投げ掛ける声もある。現状では新型コロナウイルスのゲノム断片がヒトゲノムに組み込まれる可能性は高いが、本当に新型コロナウイルスのゲノムが、症状が治まった後のPCR検査陽性判定につながるかどうかについては決着がついていない。しかし長い進化の歴史の中では、私たちのゲノムに大量のウイルスが侵入してきたことを考えると、新型コロナウイルスでそれが起きる可能性は考えておくべきだろう。

生命の始まりと
ウイルスの存在

ここまで私たちヒトを含む哺乳類の進化と、ウイルスに深い関わりがあったことを見てきた。このような関係は、いつから始まったのだろうか。ウイルスと生命の起源までさかのぼって考えてみたい。

地球上に初めて誕生した生命は、どのようなものだったのか。進化生物学では、地球上に現存するあらゆる生物の共通の祖先は「LUCA（全生物最終共通祖先：Last Universal Common Ancestor）」とよばれている。LUCAはおよそ40億年前に原始地球の海の中で誕生したと推定されている。現在、地球上に生きている生物の中では、深海の熱水鉱床のような場所で暮らしている細菌や古細菌のように、細胞膜の内側にDNAが格納されたシンプルな構造だったと考えられている。

じつは、このLUCAの誕生に先だって、すでに地球上には自己増殖できるRNAが存在し、

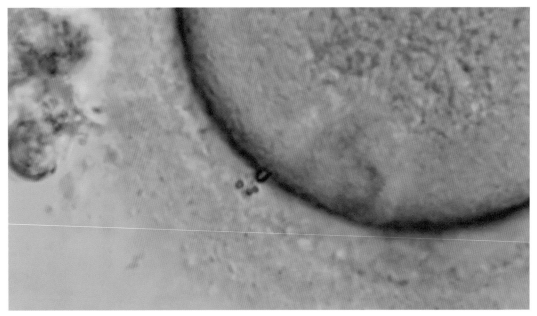

私たちヒトの生命は卵子と精子が受精卵になることで始まる。
精子が卵子に潜り込むしくみもウイルスゲノムからもたらされた可能性がある。
（提供：ミオ・ファティリティ・クリニック）

生命誕生の鍵を握っていたのではないかと考えられている。それが、現在の生命誕生に関する最も有力な説「RNA ワールド仮説」だ。その根拠とされているのが「リボザイム」とよばれる特殊な RNA だ。リボザイムはある決まった配列をもつ RNA で、驚くべきことにまるで生命のように自身の RNA の自己複製や、切断、結合、加えてアミノ酸をつなげるペプチド結合まで行うことができる。

この RNA ワールド仮説の 1 つとしてアメリカ国立衛生研究所（NIH）上級研究員のユージーン・クーニン博士とドイツ・ハインリッヒ・ハイネ・デュッセルドルフ大学教授のウィリアム・マーティン博士が 2005 年に発表した細胞の起源に関する論文では、自己複製能力のある RNA をもつウイルスがまず存在し、それが時間とともに複雑化した結果、細胞ができたというアイデアが提唱されている。この仮説に従えば、新型コロナウイルスのような RNA ウイルスたちは、生命誕生以前の RNA ワールドにあったリボザイムから進化を遂げたものである可能性が高い。

私たちを苦しめる新型コロナウイルスの祖先が、私たち生命の誕生に貢献した "母なる存在" だとすると少々複雑な気持ちになる。だが、生命誕生に先立ってウイルスが存在していたとする RNA ワールド説はあくまで仮説の一つだ。ほかにも生命とウイルスの起源についての可能性が専門家たちの間で議論されている。

朝長教授によれば、先の RNA ワールド仮説も含めてウイルスの起源には大きく 3 つの説があるという。

「1 つめは自己複製能力のある RNA が膜をもったという説。2 つめは核をもった細胞がどんどん退化していってウイルスになったというもの。3 つめは原始細胞から RNA が飛び出したというものです。」

1 つめの説は先ほどのクーニン博士らの RNA ワールド仮説と同じだ。初めに自己複製する RNA が存在し、そこから RNA が膜に包まれてウイルスになったというものだ。この仮説の問題は生命誕生以前にウイルスがどのようにして膜を手に入れたのかという点だ。この点についても諸説が議論されているが、結論は出ていない。

（参考：Mart Krupovic, et al: Origin of viruses: primordial replicators recruiting capsids from hosts. nature reviews microbiology. 17, 449–458, 2019）

仮説1
ウイルスありき説

ウイルスが最初の細胞性生命体に先立って初期の自己複製できるRNAから進化し、細胞ができた。寄生的なウイルスも誕生した。

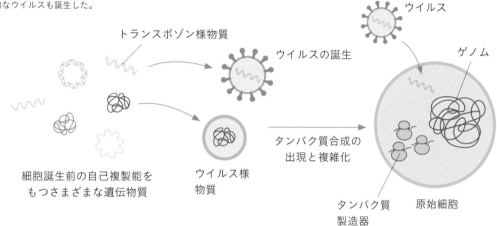

仮説2
退行的仮説

ウイルスが細胞の退化によって出現し、その後寄生的なライフスタイルを取るようになった。

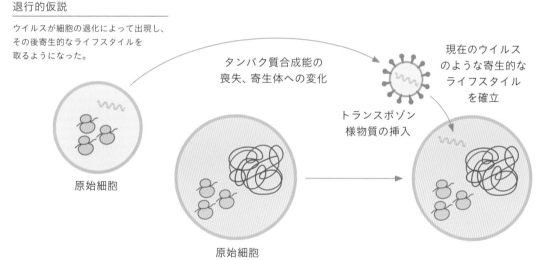

仮説3
プログレッシブ仮説（脱出仮説）

もともと細胞に存在したトランスポゾンのような移動可能な遺伝子が膜をもち、他の細胞へ感染できる能力を得た。

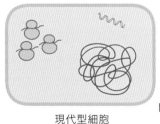

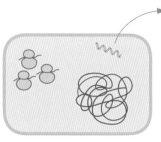

２つめの説は細胞がどんどん退化してウイルスになったというもので、「退行的仮説 (the regression hypothesis)」という。現在のウイルスよりも複雑で自由に生活していた細胞が、時間の経過とともに遺伝情報を失い、寄生的な方法で複製を行うようになったと考える説だ。

３つめの仮説は細胞が誕生したあとに細胞を構成していた一部が独立して生まれたとするもので、「プログレッシブ仮説（脱出仮説）」ともいう。これはトランスポゾンのようにゲノムの中で移動可能な遺伝要素がある段階で膜をもつようになり、ほかの細胞に感染する能力を手に入れたと考える説だ。この場合も初めに生命が誕生し、そこからウイルスが誕生したということになる。

ウイルスの起源に関するこれら３つの説はいずれも正しいという考え方もある。つまりウイルスの起源は１回ではなく、複数回の起源があるのではないかという説だ。私たち地球上の生命はすべて２本鎖の DNA を遺伝物質として使っている。一方、ウイルスの遺伝物質は多様で、新型コロナウイルスのように１本鎖の RNA を使うものもいれば、２本鎖 RNA、１本鎖 DNA、２本鎖 DNA を遺伝物質として使うものもいる。この遺伝物質の多様さが、ウイルスの複数回起源を反映している可能性があるという。例えば DNA ウイルスは２つめの退行的仮説によるものかもしれない。レトロウイルスは３つめの脱出仮説と相性がよい。このように異なる遺伝物質をもつウイルスがそれぞれ別々の起源をもっていると考えると合点がいく部分もある。

結局のところ、ウイルスが先か原始細胞が先かという点も決着がついていないが、いずれの仮説においてもウイルスと生命は誕生当時から切り離せないものだったということだ。

「原始生命の間をウイルスは遺伝子の運び屋として飛び回っていたのかもしれません。異なる細胞の間を飛び回り、遺伝子を分かち合うことで細胞も、ウイルス自身もしだいに複雑化を遂げた。そういう風に考えることもできます」朝長教授はそう語った。

生命の始まりの頃、ウイルスと生命は渾然一体となって進化を遂げ、それ以降ずっと複雑化、多様化の道をともに歩んできたのだ。

自然免疫の誕生と多細胞化による役割分担

生命とウイルスの長い歴史の中で、本書のテーマでもある免疫はいつどのように進化してきたのだろうか。

「免疫を、侵入してきた病原体を排除するしくみだと考えれば、現在、地球上に生きるすべての生物に免疫が存在すると言っていいでしょう」京都大学大学院医学研究科の竹内理教授はそう語る。

竹内教授によれば、生命が誕生して間もない原初的な単細胞生物の時点で、すでに生命は自分以外の異物を排除し、自らを防御するしくみを備えていたと考えられるという。例えば、粘膜から分泌される抗菌物質として知られるリゾチームは、私たちのような脊椎動物から、無脊椎動物、植物、さらには細菌のような微生物まで広く存在が確認されている。これはリゾ

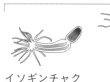

	左右相称動物			刺胞動物		襟鞭毛虫
	マウス *Mus musculus*	ショウジョウバエ *Drosophila melanogaster*	線虫 *Caenorhabditis elegans*	イソギンチャク *Nematostella vectensis*	ヒドラ *Hydra magnipapillata*	襟鞭毛虫 *Monosiga brevicollis*
Toll または TLR	+	+	+	+	+	−
MYD88	+	+	−	+	+	−
NF-κB	+	+	−	+	+	−

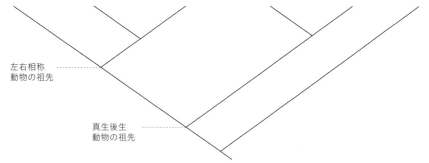

自然免疫に重要な異物感知センサーである TLR 遺伝子、シグナル遺伝子の進化

動物の進化系統樹と免疫に関する遺伝子の有無を表した図。マウスの先にヒトがいる。
系統樹の右側の襟鞭毛虫は動物の祖先に最も近縁な単細胞生物。自然免疫を発動するための感知センサー TLR (p.44)
は刺胞動物のあたりから機能しはじめるようだ。TLR の感知から始まる信号伝達に関わる MYD88 や NFκB の遺伝子
がそれ以降の動物に共通して存在することで推察できる。線虫は TLR に続く信号伝達をほかのもので置き換えたと考
えられている。
（参考：Javier E Irazoqui, et al: Evolution of host innate defence: insights from Caenorhabditis elegans
and primitive invertebrates. Nat Rev Immunol. 10 (1) : 47-58, 2010、Sören Franzenburg, et al:
MyD88-deficient Hydra reveal an ancient function of TLR signaling in sensing bacterial colonizers.
Proc Natl Acad Sci USA. 109 (47) : 19374-19379, 2012)

チームのような化学物質による免疫のしくみが、進化的にきわめて古い時期に誕生したものであることを示している。さらに細菌ではこんな例を竹内教授が教えてくれた。

「細菌に感染するウイルス（ファージ）のゲノム断片を保持しておいて、次の感染時にそれを利用して切断するという『CRISPR-Cas（クリスパーキャス）システム』も、ある意味では自然免疫と言えます」

CRISPR-Cas システムは、大腸菌など多くの原核生物が使う免疫システムだ（2020 年のノーベル化学賞に CRISPR-Cas システムを応用したゲノム編集技術が選ばれたことでも有名だ）。細菌に

ファージなどが感染した際、異物の DNA が入ってくるとそれを Cas というタンパク質で断片化して、自身のゲノムの中に入れ込む。次に同じ断片が入ってきたときには取り込んだ断片情報を利用し、照らし合わせて敵の遺伝情報を切断してはたらけないようにする。すでに出会った相手を記録し、破壊することから一種の獲得免疫とみなす人もいる。

では、好中球やマクロファージなどの自然免疫の細胞はいつどのように誕生したのだろうか。

魚類の免疫系を研究している福井県立大学海洋生物資源学部の末武弘章教授は「食作用をもつ単細胞生物が本来の起源だと考えられま

すが、カイメンなど、多細胞生物が生じた際の機能分担によって、マクロファージのような専門的な機能をもつ細胞が現れたと考えられます」と語る。細胞が1つしかない単細胞生物では、栄養を摂取することもそれを代謝することも、すべてをその細胞自身で行わなければならない。しかし多細胞化すると食べる担当の細胞、移動のための細胞、栄養を分配するための細胞など、さまざまな役割分担が可能になる。ここで自然免疫を担当するような細胞が誕生できたのではないかという。

研究者たちは自然免疫が誕生した時期や、その当時の性質を推定しようと、現生生物のゲノム情報の分析を行っている。p.127の図は、単細胞生物の襟鞭毛虫から多細胞生物が分岐していった系統樹に合わせ、自然免疫がウイルスのRNAを感知するセンサーである*TLR*遺伝子の進化が示されている。この系統樹上のどこで*TLR*遺伝子が出現したのかをたどることで、進化のどの段階で私たち生きものが自然免疫を獲得したかを推定できる。刺胞動物と襟鞭毛虫の間に海綿動物の分岐がある。最初に*TLR*遺伝子を獲得したと考えられるのは、海綿動物だ。それ以前の単細胞生物（立襟鞭毛虫）の段階では*TLR*遺伝子が見つかっていない。つまり、海綿動物が地球上に出現した6億年前頃には、TLRを使った自然免疫のしくみが誕生していた可能性がある。

「多細胞化をするためには、どの細胞が自分と同じで、どの細胞が自分とは異なるものなのかを区別する必要があります。その意味でも、自分以外である微生物などを判別するTLRのような自然免疫のしくみの登場は、多細胞生物である自分を維持し、生きものが大型化・複雑

化する上で重要な役割を担ったと考えられるのです」と、末武教授は教えてくれた。

生きものが大型化していくためには、まず自分以外を排除し、許容できる細胞だけが集まる自分自身（自己）という集団をつくる必要がある。私たちのようなさまざまな細胞が寄り集まった複雑な構造をもつ生きものが誕生するためのステップとして、TLRなどのパターン認識のしくみは、なくてはならないものだったのだ。

獲得免疫はウイルス感染でもたらされた？！

それでは獲得免疫の起源はいつ頃まで遡るのだろうか。

「有顎類（あごのある魚たち）には、すでにT細胞やB細胞があったと言ってよいと思います」

そう教えてくれたのも末武教授だ。p.129の図は獲得免疫に関連する遺伝子の有無を進化軸にそって見たものだ。T細胞レセプター（TCR）やB細胞レセプター（BCR）、そしてMHC（ヒトでいうHLAのこと。ほかの動物ではMHCを使うが、ここではこれまで説明に利用してきたHLAという語を用いて説明する）をもったのは有顎類とよばれる顎のある魚たちであることがわかっている。地球上に有顎類が出現したのはおよそ5億年前なので、その頃にはすでに私たちヒトがもつような獲得免疫は誕生していた可能性がある。ただし、ヌタウナギやヤツメウナギのような無顎類とよばれるあごをもたない魚たちにも、T細胞やB細胞によく似た細胞がある

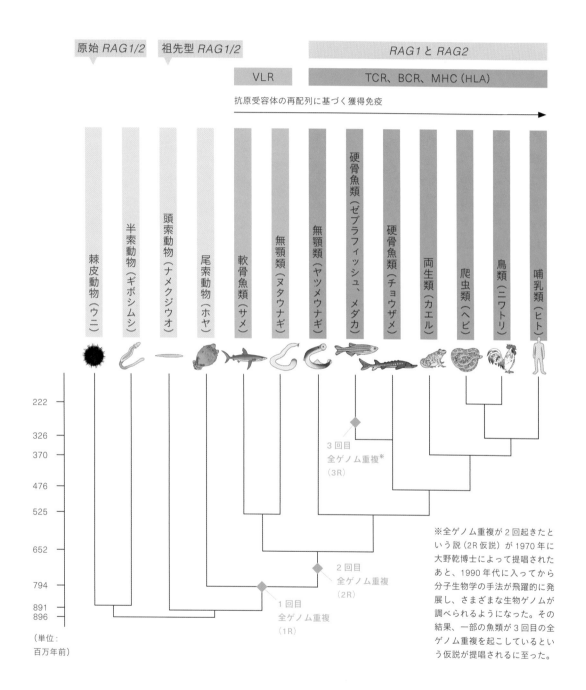

原始 *RAG1/2*　　　祖先型 *RAG1/2*　　　　　　　　　RAG1 と RAG2

VLR　　　　　TCR、BCR、MHC（HLA）

抗原受容体の再配列に基づく獲得免疫 →

棘皮動物（ウニ）

半索動物（ギボシムシ）

頭索動物（ナメクジウオ）

尾索動物（ホヤ）

軟骨魚類（サメ）

無顎類（ヌタウナギ）

無顎類（ヤツメウナギ）

硬骨魚類（ゼブラフィッシュ、メダカ）

硬骨魚類（チョウザメ）

両生類（カエル）

爬虫類（ヘビ）

鳥類（ニワトリ）

哺乳類（ヒト）

222
326
370
476
525
652
794
891
896

（単位：
百万年前）

3 回目
全ゲノム重複※
（3R）

2 回目
全ゲノム重複
（2R）

1 回目
全ゲノム重複
（1R）

※全ゲノム重複が 2 回起きたと
いう説（2R 仮説）が 1970 年に
大野乾博士によって提唱された
あと、1990 年代に入ってから
分子生物学の手法が飛躍的に発
展し、さまざまな生物ゲノムが
調べられるようになった。その
結果、一部の魚類が 3 回目の全
ゲノム重複を起こしているとい
う仮説が提唱されるに至った。

獲得免疫系進化の概要

T 細胞受容体 -B 細胞受容体 -HLA（動物では MHC）をもつヒトと同じ獲得免疫は有顎類から、
ヒトの獲得免疫とは異なるがよく似た獲得免疫は無顎類から出現したと考えられる。
（Martin F Flajnik, et al: Origin and evolution of the adaptive immune system: genetic events
and selective pressures. Nat Rev Genet. 11（1）: 47-59, 2010）

ことが確認されており、獲得免疫の進化が始まったのはそうした無顎類の一部からサメのような原初的な有顎類へと進化が始まった頃なのかもしれない。この時代は、地質年代でカンブリア紀とよばれる時代だ。海の中で生物多様性が爆発的に増加した「カンブリア大爆発」が起きたことで知られ、この時代には現在の地球上に存在する生物の分類階級で言うと門レベルがすべて出そろったと考えられている。それ以前の時代は比較的小さく短命だった生きものたちが、カンブリア大爆発の時代にアノマロカリスやオパビニアのような大型の生物になるとともに寿命が大きく延びた。食物連鎖も複雑化し、食うか食われるかの関係が始まる中で怪我などを負う機会が増え、ウイルスに感染するリスクも増大した。寿命が延びたことで同じウイルスに何度も感染するということもあっただろう。そのような状況で、T細胞やB細胞などの獲得免疫のしくみが生存に有利にはたらいたのだと考えられている。

獲得免疫が生まれる別の要因として、「全ゲノム重複」が起きたことも挙げられている。著名な分子生物学者である大野乾博士は魚類や両生類のゲノムに同じコピーが4つ含まれていることを見いだし、ゲノム全体が2倍になる全ゲノム重複というイベントが進化の歴史上で2

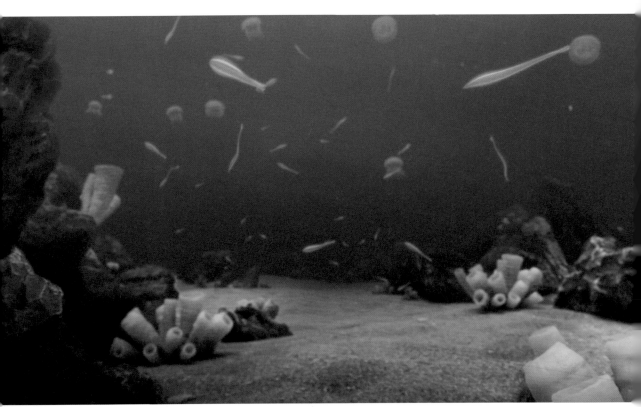

カンブリア大爆発では、現在に通じるすべての生きものの門が登場したと考えられている。

回起きたという説を提案した。p.129の図の1R
は1回目の、2Rは2回目の全ゲノム重複の時
期を示している。例えばHLAの領域は、いく
つもの遺伝子群がセットとして4個の異なる
染色体上に存在する。このHLA領域の遺伝子
セットの存在は2回の全ゲノム重複によって
増えた可能性が高いことが明らかになってき
ている。HLAクラスIやHLAクラスIIにはさ
まざまな遺伝子が存在するが、それらは遺伝子
が重複した産物なのだ。遺伝子の数が倍化する
ことで、生きるために必須の仕事を行っていた
遺伝子に余剰が生まれる。これにより機能分担
や量の調整が可能となる。カンブリア大爆発
も、全ゲノム重複によって遺伝子がまず増え、
いわば遺伝子というハード面での準備が整い、
そこから一気に機能、つまりソフト面を開花さ
せ、さまざまな生きものが誕生した可能性があ
る。進化生物学の数十年ほどの成果として、約
6億年前までにはヒトの発生、恒常性維持、疾
病発症に関わるシグナル伝達経路の多くはす
でに誕生していたことがわかっている。それら
の経路やそれに関わる遺伝子が種を超えて再
利用され、付加価値を与えられ、ゲノム重複や
環境からの圧力によって新たな機能バリエー
ションが誕生していった。免疫機能について
も、そうした進化をたどったと考えられる。

　さらに驚くべきことがヒトゲノムの解析か
らわかってきている。なんと獲得免疫に関する
複数の遺伝子が、ウイルスによってもたらされ
た可能性があるというのだ。再びp.129の図を
見てほしい。TCRやBCRの上に「*RAG1*」と
「*RAG2*」という遺伝子がある。じつはこれは
DNAトランスポゾンまたはウイルスに由来し
た遺伝子の可能性が示唆されている。

　この「*RAG*（*recombination activating gene*）」
という遺伝子は、T細胞受容体（TCR）やB細胞
受容体（BCR）をつくる遺伝子の塩基配列の一
部を認識してバラバラに切断し、それらをラン
ダムに組み合わせて再構築することで、TCR
やBCRの多様性を生み出すはたらきをもって
いる。このしくみは、獲得免疫が多種多様なウ
イルスや病原体と戦うための要だと言ってい
いだろう。*RAG*遺伝子の進化的な起源を探る
研究では、私たち脊椎動物の最も古い祖先に近
いとされている頭索動物のナメクジウオのゲ
ノム中から*RAG*遺伝子によく似た塩基配列が
見つかっている。ナメクジウオの祖先が化石と
して見つかっているのも、およそ5億年前のカ
ンブリア紀だ。あくまで仮説ではあるが、この
時代にナメクジウオのような姿をしていた私
たち脊椎動物の祖先に、感染したレトロウイル
スによって*RAG*遺伝子の原型となる塩基配列
がゲノムに挿入され、それが長い時間をかけて
突然変異を蓄積する中で、獲得免疫の遺伝子と
してはたらきはじめたのかもしれない。その根
拠としては、現生のナメクジウオがもつ祖先的
な*RAG1*遺伝子にはレトロウイルスのゲノム特
有の「核酸切断部位」という塩基配列が含まれ
ていることが挙げられている。

　*RAG*遺伝子の起源がもっと古い時代のウイ
ルス感染に由来するという別の仮説として、ヘルペ
スウイルスとの関連性を指摘しているものもあ
る。ヘルペスウイルスの仲間には、水痘（水ぼう
そう）や帯状疱疹の原因となる水疱帯状疱疹ウイ
ルス（VZV）や、発熱や疲労感を惹起したりする
サイトメガロウイルス（HCMV）、新型コロナウ
イルスの後遺症との関連が指摘されているエプス
タイン・バー・ウイルス（EBV）（p.93）など、100

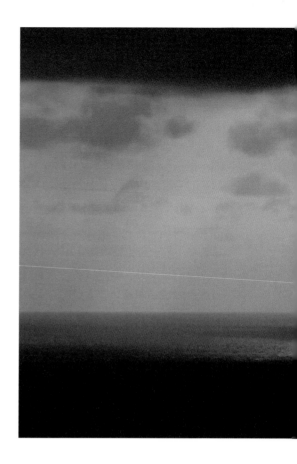

種類以上が知られている。この仲間の特徴は初感染後に体内のどこかにじっと潜伏感染し、免疫機能が落ちたときなどに再活性化することだ。

　この再活性化のためにヘルペスウイルスが使うタンパク質「DDE リコンビナーゼ」の構造や機能が、ウニのような棘皮動物の RAG1 に似ていることがわかっている。このことから、棘皮動物もしくはそれ以前の進化の段階において、祖先がヘルペスウイルスに感染したとする仮説がある。ヘルペスウイルスの感染と再活性化は何度も起こったはずで、それを繰り返すうちに、ヘルペスウイルス由来の DDE リコンビナーゼを逆に利用した組み換え機能が生まれ、ヒトの獲得免疫への進化が起きたのではないかというものだ。実際、ヘルペスウイルスが私たちの細胞内で増殖するプロセスは *RAG* 遺伝子による TCR や BCR の再構成の過程とよく似ているという。興味深いことにヘルペスウイルスの一種である EBV は、感染すると *RAG* 遺伝子の活性化をもたらすことがわかっている。

　また、やはりヘルペスウイルスの一種であるサイトメガロウイルスの研究からは、免疫記憶やメモリー細胞の起源に関する興味深い現象が報告されている。サイトメガロウイルスは自然免疫の一種である NK 細胞に感染する性質があるのだが、驚くべきことに感染した NK 細胞は自らのクローンをつくり 1 万倍にも増えて、その後に記憶細胞を残すことが報告されている。そしてサイトメガロウイルスが再活性化した際には、それらの NK 細胞がいち早く活性化してはたらきはじめるという。このしくみは獲得免疫の T 細胞が記憶細胞を残す過程ときわめてよく似ている。このような類似性から、ヘルペスウイルスによる NK 細胞への感染から、T 細胞

の免疫記憶のしくみが進化したとする仮説が提唱されている。ヘルペスウイルスの制御とともに獲得免疫が進化したというこの仮説は「共制御モデル」とよばれ研究が進められている。

ウイルスとともに生きる

　新型コロナウイルスのパンデミックでは多くの命が失われ、社会は混乱をきわめた。ウイルス＝敵、たしかにそのとおりだ。だがその一方で、長い進化の歴史をさかのぼれば、ウイルスとの関係によって生命は新たな性質を獲得し、ヒトをヒトたらしめる能力が生まれたこともまた事実だ。

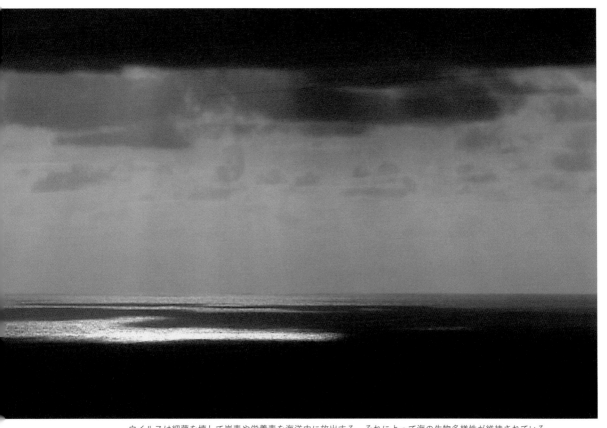

ウイルスは細菌を壊して炭素や栄養素を海洋中に放出する。それによって海の生物多様性が維持されている。

　ヒトゲノムのトランスポゾンのうち、ウイルス由来であることが明確にわかっているLTR型レトロトランスポゾンは「内因性レトロウイルス」とよばれる。これらにも人体を保護する機能をもつことがわかってきている。内因性レトロウイルスはウイルスゲノムと同じ特徴をもち、ヒトゲノムの中で移動し、侵入して自らの配列を増やす能力をもちあわせている。この内因性レトロウイルスはヒト免疫不全ウイルス（HIV）など外来性のレトロウイルスによる感染から胎児やヒトの組織を守る。インフルエンザやAIDSなどのウイルス感染などをきっかけに内因性レトロウイルスがはたらきはじめ、RNAやタンパク質がつくられはじめる。すると、これに対してTLRなどの異物感知センサーがはたらいて、インターフェロンや炎症性サイトカインを出しはじめ、人体は感染防御態勢を整える。また、これらの内因性レトロウイルスからつくられたタンパク質がウイルス侵入時に使うACE2のような受容体にあらかじめ結合することでウイルス感染を防御する。

　病原体として知られるウイルスの中にも、人体を保護する作用をもつものがいる。ヒトペギウイルスは、エイズの進行を遅らせたり、エボラ出血熱に感染したヒトの死亡率を下げたりすることがわかっている。潜伏しているヘルペスウイルスたちは、自然免疫のNK細胞の攻撃性を高め、ほかのウイルスやがん細胞が増えることを防ぐ。これらのウイルスは自分自身の存在を脅かすようなほかのウイルスに対する対抗策としてこれらのしくみをもち、結果的に人体を守ることにつながっている。宿主を殺さずにともに生きていくほうが、ウイルスにとってもメリットとなる。

こうした事実から、一方の免疫に対する考え方も次第に変わりつつある。免疫はウイルスや病原体を排除するためのしくみではなく、それらと共生し、飼い慣らし、ときには保護するものとして存在するのではないかという見方だ。

私たちの腸内に生息する腸内細菌は、かつては人体に一方的に寄生している存在であると考えられていたが、研究が進んだ今では免疫細胞と協力しながら人体のさまざまな臓器にはたらきかけ、健康を維持してくれる存在だということが明らかになっている。そのために、腸内の免疫細胞や粘膜細胞は分泌する抗菌物質や抗体を利用して、人体にとって役に立つ特定の細菌が繁殖できる場所をコントロールしている。じつは腸内細菌叢には、古細菌、真菌、原生動物だけでなく多種多様なウイルスも存在することがわかっている。それらのウイルスも腸内細菌と同じように免疫のしくみによって取捨選択されている可能性も指摘されている。

人間の赤ちゃんは母親の胎内にいるときには、まだウイルスにさらされていないようだ。健康な胎児の便（胎便）や羊水からはウイルスは見つからない。ところが出産わずか37時間後の乳児の便を調べると、そこには多種多様なウイルスがすでに存在している。多くはヒトの細胞に感染するものではなく、腸内細菌に感染するファージとよばれる種類だ。ファージは腸の粘膜を構成する上皮細胞にくっつき、自らのターゲットである細菌を待つ。これらのファージは特定の腸内細菌が過剰に増えるのを防ぐなど、人体を守ってくれている可能性がある。今後、腸内ウイルスの研究が進展するにつれて、その役割が明らかになっていくに違いない。

私たちを取り囲む地球環境や生態系において

ウイルスの果たす役割も次々と明らかになってきている。例えば海の生物多様性のおよそ60%は微生物に支えられているが、その中でもウイルスの影響は甚大だ。ある試算によれば、ウイルスは1日に海洋生態系の細菌全体のおよそ20〜40%を分解しているという。この作用によって細菌を構成していた炭素や窒素などの栄養素を海洋中に放出し、海の食物連鎖に多大な影響を与えている。さらに、植物プランクトンや海藻の光合成にも海水中のウイルスが関わっていることが明らかになっている。海の微生物は地球上の酸素の約50%を生産しているが、このプロセスはウイルスによって可能になっているというのだ。

地球上に存在するウイルスの数は、1×10^{31} 個と言われている。すべてを一列に並べれば1億光年もの距離になる、途方もない数だ。「グローバルウイルス叢プロジェクト（Global Virome Project）」の2018年の試算によれば、動物にはまだ発見されていない少なくとも167万種の未知のウイルスが存在すると見積もられている。これに対して病気をもたらすウイルスは、現在知られている数で263種程度だという。こう考えると、私たちのウイルス知識は、まだまだごく限られたものであることがわかる。

科学が進むにつれ、ウイルスと生命、ヒト、地球の関係もさらに新たにわかってくるだろう。丹念にそのことを解き明かして、その知恵を生かしていくことがウイルスとの共生ができる未来を切り開く力になっていくのではないか。私たちはウイルスなしには、この地球上に存在しえない。これまでもそうだし、これからもそうだ。

あとがき

　原稿の依頼をいただき、書き出したのは2020年秋頃からになります。そこから何度となく書き直さねばならない状況に見舞われていきます。原稿を書き終わると、そのたびに世界中の研究に携わる方々の力によって、未知のウイルスだった新型コロナウイルスの実態が更新されていきました。調べては書き、書き直してはまた調べるという、これまでに経験したことのない無限ループ。その間、新型コロナウイルス関連の番組にも何本か関わり、追いかけることすでに2年以上。プライベートでもいろいろなことがありました。2021年盛夏、父が亡くなりました。コロナ禍であり、入院中の面会は許されませんでした。肉体的にも精神的にも閉じ込められた中で父は亡くなりました。しかし、私はどうしてもウイルスを一方的な悪者にする気にはなれませんでした。多くの命を奪い、人びとを閉じ込め、世界中を混乱に陥れたものであることを理解しても、ただの敵として本を書き終えることはできませんでした。

　chapter 8はそのことを伝えたくて書きました。不快に感じる方がいらしたら、申し訳なく思います。長く生物学を追いかけるにつけ、思いを強くしたことがあります。ヒトという存在もまた周囲とつながりをもった"状態の一つ"でしかないということです。生きものを含むすべての環境は、強弱の差はあれど関係性をもって、ともに存在している。フィードバック機構が人体の恒常性を維持するように、環境から受けた情報に対して応答し、状況に対応して生きていく。すべては周囲からもたらされる状況に応じた、ある状態というバランスの中で存在しているというものです。

　免疫学者で文筆家でもあった故・多田富雄さんは「生物は環境に応じて経験を蓄積し、変容する自己に言及しながら、新たな自己を組織化していくという特徴を有している」とし、これを"スーパーシステム"とよんだそうです。生きものは決して環境から切り離せない。細胞が周囲の情報をとらえるセンサーを無数にもつことをこの本の中でも見てきました。個々人について思い起こせば、脳が独立して個人を規定するものではなく、周囲の情報に応じて変容する自己の上に連続性をもたせた状態としての「私」が存在している。ウイルスもまたそうした状態をつくり出す一部であると私は思うのです。本文中にも書いたように、ウイルスは生物には分類されていません。しかし、およそ40億年前の生命誕生当時からウイルスを含む生きものは同じ環境のなかでバランスを取りながら、喪失と戦うロバストネス（頑健性）を維持してきました。それこそが何十億年もかけて積み上げてきた生命としてのしたたかさです。

　ウイルスとヒトの遺伝子には深い関わりがあります。遺伝子という情報のパーツを40億年かけて生命は交換し、増やし、地球環境に照らし合わせながら洗練させてきました。免疫システムは、そうして生まれた、ともに生きるしくみと捉えられます。菌やウイルス、私たち地球上の生きものは40億年の間、遺伝子を交換し合ってきました。まさにそれが私たちをつくり上げてきたしくみの一つであることを、本書の中でも見てきました。ここに生物多様性が重要である意味を見いだすこともできます。それぞれの生きものが独自の遺伝子をストックしていると考えれば、多くの種類の生きものがいるほど、地球上からの遺伝子消滅のリスクは分散されます。生物多様性は生きものがつくる遺伝子網のセーフティネットということができるかもしれません。たくさんの種がさまざ

な環境で生き抜くことによって多様な遺伝子が保持されます。遺伝子が交換されることで、さらに多様性は増し、未知の環境変動や病原体と戦うしなやかな躍動力、ロバストネスを獲得していきます。ここから考えられるのは、地球という限られたリソースのなかで一人勝ちという状況も、一人負けという状況も、どちらもが良い方向には進み得ないということです。

　今一度個人の存在に立ち返って考えるとどうでしょう。一瞬一瞬の環境がもたらす移ろいが、その瞬間のヒトという存在を生み出します。父という強いつながりを失ってもなお、私は生き続けます。その死は私という状態を変え、変容させることはあっても、その私は別の人や環境とつながっていて、そのつながりのなかで連続性を保ち、そのつながりに救われ、支えられて生き続けられます。セーフティネットの一部である以上、生きていく意味を問う必要はないのです。生きもののすべては存在自体にすでに意味がある、そう捉えることもできます。

　アウシュビッツ収容所を生き延びたヴィクトール・E・フランクルは『夜と霧』の中でこう書いています。――もういいかげん、生きることの意味を問うのをやめ、私たち自身が問いの前に立っていることを思い知るべきなのだ――と。

　最後に、番組なくしてはこの本はありえませんでした。つまり、NHKスペシャルの「人体」シリーズを立ち上げ、放送し続けているプロデューサーの浅井健博さんなくしてはこの本も存在しません。浅井さんには執筆という貴重な機会をいただきました。この本は科学マニアである私が、少しマニアックな方向で書こうとしたものです。それにしても初期の原稿は難解でした。それを微に入り細に入り手をいれてくださったのが、番組のメインディレクターである佐藤匠さんです。前よりわかりやすくなったのは佐藤さんのおかげです（まだわかりにくいところがありましたら、それは私の責任です）。各パートを担当されたプロデューサーやディレクターの方々にも手引きいただきました。また、京都大学の竹内理先生にはchapter 3以降の根幹に関わる免疫の部分について、多岐にわたるご指導をいただきました。東京医科歯科大学の石野史敏先生、生理学研究所の鍋倉淳一先生、京都大学の朝長啓造先生、東北大学の川端猛先生、東北大学の秋田英万先生、大阪大学の中神啓徳先生、福井県立大学の末武弘章先生、長崎大学の柳雄介先生、東京大学の佐藤佳先生、国立国際医療研究センターの徳永勝士先生、東京工業大学の二階堂雅人先生、東京大学の三浦正幸先生、東京工業大学の木村宏先生、先生方にはそれぞれのご専門分野についてご助言いただきました。NHKエンタープライズ兵藤香さん、医学書院の福島史子さんには前回の『NHKスペシャル人体Ⅱ　遺伝子』の執筆に引き続き、お世話になりました。この場を借りて、皆様に深く御礼を申し上げたいと思います。

　　　　　　　　　　　　　　　　　　　　　　　　　　　2022年向夏　坂元志歩

書籍執筆 / リサーチャー：
坂元志歩（さかもと しほ）

サイエンスライター・サイエンスコミュニケーター・編集者。
長野県飯田市に生まれ、東京で育つ。都立新宿高校、日本女子
大学卒業。国立予防衛生研究所（現・国立感染症研究所）研究員、
東京大学先端科学研究所（現・先端科学技術研究センター）助手
などを経て、研究を伝えるコミュニケーターとして活躍。1997
年より科学雑誌『Newton』で、ライター・編集者として多数の
記事を制作し、シニアエディターを経て2003年に独立。ライ
ター業と並行して、NHKの大型科学番組にリサーチャーや番
組書籍の執筆者として携わる。生命科学を専門とし、現在は生
物学を通じた哲学にもテーマを広げて活動を行っている。
主な担当番組は、NHKスペシャル『シリーズ「人体」』『女と男
〜最新科学が読み解く性〜』『ヒューマン なぜ人間になれたの
か』『プラネットアース』など。著書に『NHKスペシャル人体
Ⅱ 遺伝子』（医学書院2020）、『ドキュメント 深海の超巨大イカ
を追え！』（光文社新書2013）、『うんちの正体 菌は人類をすく
う』（ポプラ社2015）、『いのちのはじまり、いのちのおわり』（化
学同人2010）などがある。

noteの「世界を歩く」（https://note.com/sekaiwoaruku）で、科学
エッセイを執筆中。

NHK スペシャル　人体 VS ウイルス　〜驚異の免疫ネットワーク〜

番組制作スタッフ　　　　　　　　　　　　　　　　　　　　　　　　書籍・編集協力者

音楽：　　　　　　　　　技術：　　　　　　　　　リサーチャー：　　　　　編集協力：
川井憲次　　　　　　　　五十嵐正文　　　　　　　坂元志歩　　　　　　　　兵藤 香
　　　　　　　　　　　　　　　　　　　　　　　　　　　　　　　　　　　　（NHK エンタープライズ）
語り：　　　　　　　　　撮影：　　　　　　　　　コーディネーター：
仲野太賀　　　　　　　　阪野 仁　　　　　　　　小西彩絵子　　　　　　　CG データ提供：
桑子真帆　　　　　　　　　　　　　　　　　　　　早崎宏治　　　　　　　　日本蛋白質構造データバンク
　　　　　　　　　　　　照明：　　　　　　　　　上出麻由
声の演出：　　　　　　　上野 涼　　　　　　　　　　　　　　　　　　　　画像提供：
81 プロデュース　　　　　　　　　　　　　　　　取材：　　　　　　　　　Tonic / PIXTA
　　　　　　　　　　　　音声：　　　　　　　　　芥川美緒　　　　　　　　（p.4 〜 5 上）
映像提供：　　　　　　　緒形慎一郎　　　　　　　秋山路子　　　　　　　　Jalon / PIXTA
Eli Lilly　　　　　　　　　　　　　　　　　　　　　　　　　　　　　　　（p.22 左）
Public Library of Science　映像技術：　　　　　ディレクター：　　　　　もんどり / PIXTA
Rebel Blood Films　　　鴻巣太郎　　　　　　　　佐藤 匠　　　　　　　　（p.22 右）
Shutterstock　　　　　　　　　　　　　　　　　鈴木洋介　　　　　　　　cassis / photolibrary
桜映画社　　　　　　　　映像デザイン：　　　　　兼子将敏　　　　　　　　（p.96）
ロイター / アフロ　　　　阿部浩太　　　　　　　　白川裕之
生体分子計測研究所　　　　　　　　　　　　　　　古川千尋　　　　　　　　装丁・本文デザイン：
日立ハイテク　　　　　　CG 制作：　　　　　　　　　　　　　　　　　　守屋 圭
　　　　　　　　　　　　倉田裕史　　　　　　　　プロデューサー：
取材協力：　　　　　　　　　　　　　　　　　　　阿久津哲雄
Andrea Ganna　　　　　VFX：
Jill Hollenbach　　　　　高畠和哉　　　　　　　　制作統括：
Reid Thompson　　　　　齋藤丈士　　　　　　　　浅井健博
石井 優　　　　　　　　　　　　　　　　　　　　井上智広
石野知子　　　　　　　　編集：
大久保範聡　　　　　　　森本光則　　　　　　　　制作協力：
神谷 亘　　　　　　　　荒川新太郎　　　　　　　NHK エデュケーショナル
川端 猛
甲賀大輔　　　　　　　　音響効果：　　　　　　　制作・著作：
末武弘章　　　　　　　　米田達也　　　　　　　　NHK
竹内 理
土屋恭一郎
朝長啓造
中川 草
松山州徳
宮坂昌之
森 稔幸

●本書は、2020年7月4日に初回放送
された下記番組の内容を書籍化したも
のです。

NHK スペシャル
人体 vs ウイルス
〜驚異の免疫ネットワーク〜

●書籍化にあたっては、適宜、最新情
報や補足情報を取り入れるとともに、
写真・図版・イラストなどを新たに加
えたところがあります。

●本書に記載している研究者等の所属
は、書籍発行時のものです。

●本書内に掲載している動画のURL
やQRコードは、予告なしに変更・修
正、または配信の停止が行われる場合
もあります。

※本書に記載している治療法・医薬品
などに関しては、出版時点における最
新の情報に基づき、正確を期すよう、
著者ならびに出版社は、それぞれ最善
の努力を払っています。しかし、医学、
医療の進歩から見て、記載された内容
があらゆる点において正確かつ完全で
あると保証するものではありません。
本書記載の治療法・医薬品がその後の
医学研究ならびに医療の進歩により本
書発行後に変更された場合、その治療
法・医薬品による不測の事故に対して、
著者ならびに出版社は、その責を負い
かねます。